ケアのこころ シリーズ⑨

感染とケア

Art of Nursing

〈監修〉
日本看護協会常任理事
広瀬千也子
慶應義塾大学病院感染対策専任
高野八百子
山梨大学医学部看護学科教授
中村美知子
元聖マリアンナ医科大学看護専門学校長
三浦　規

〈初版執筆〉
慶應義塾大学病院感染対策専任
高野八百子
慶應義塾大学病院看護部
近藤咲子
菊地敦子
竹村佐知子
奥村智恵子
福井純子
丸山恵美
久保田弥生
小花咲子
林　明美
佐藤信子
小泉佳世
永峯久子
田子玲奈

〈2版執筆〉
慶應義塾大学病院看護部
阿部祐子
泉　貴子
滝田祐子
角田有美

今、医療の場では、免疫力の低下した易感染性患者が増えています。
また、MRSAなど薬剤に耐性を持つ菌やO-157、エイズのような新たな感染症、近い将来克服されるものと思われていた感染症も大きな問題となっています。

たくさんの患者さんが行き交い、人と器具、人と人が交差する医療施設は、感染の機会が多い場所…。
患者さんから患者さんへとケアを行うナースは、感染の媒介者となってしまう可能性さえあります。

こうした院内感染を防ぐには、患者さんと接する機会の多いナースが、まず、感染予防の正しい知識を持つことが必要。
そのうえで、“感染を防ぐ”という観点からひとつひとつのケアを的確に行うことが大切です。

古くて新しいテーマ——感染を防ぐケアをもう一度、見直してみませんか？

C O N T E N T S

Art of Nursing

PART-1

院内感染の基礎知識

Basic Subjects of Hospital Infection

医療の発達に伴い、病院内における感染症への対策が、再び、クローズアップされています。強力な治療により、これまで困難だった病気が治癒するようになった反面、免疫抵抗力の著しく低下した「易感染性患者」が増大しています。

従来、特に問題にならなかった平素無害菌による日和見感染、そして抗菌薬による菌交代現象から、耐性菌感染症が増加しています。

一方、HBV、HCV、HIVなど、血中ウイルスによる医療者の職業感染も問題となっています。

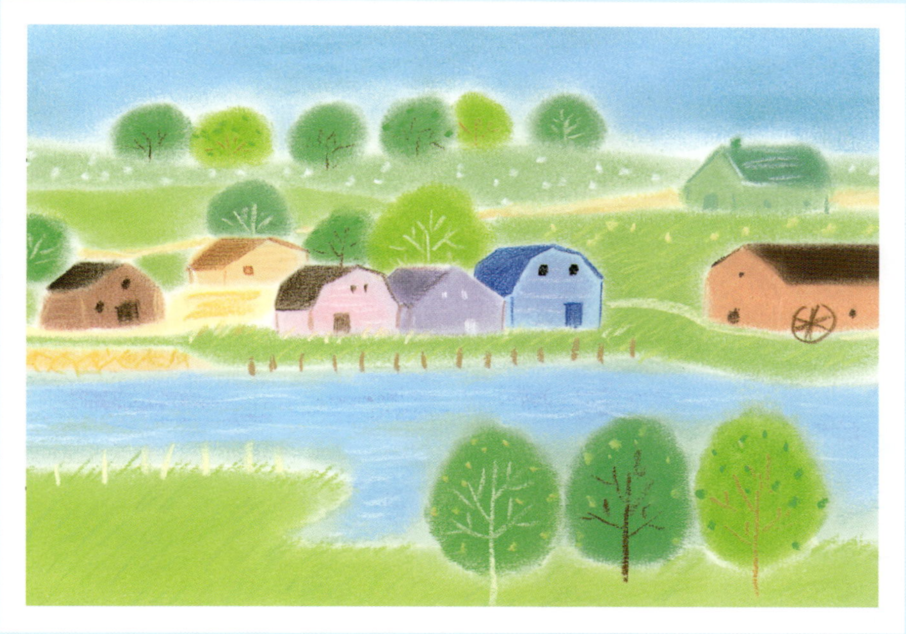

院内感染の基礎知識
Basic Subjects of Hospital Infection

世界は、感染症の新たな時代を迎えています

感染症は、病原体が原因となって起こる病気。私たちのまわりには、細菌やウイルス、結核菌、真菌、寄生虫など、さまざまな微生物が無数に存在しています。

世界保健機関（WHO）によれば、世界中で1年間に164万人が結核で、112万人がマラリアで死亡しており、マラリアは3億から5億人の感染者がいます。そのほか感染症と寄生虫症による死亡は、全死亡の19％を占めているといわれます（2001年）。

このように、過去の病気と思われがちな感染症ですが、現在でも決して克服されたわけではありません。病原体が存在するかぎり、感染症も発生し続けるのです。

今、過去に制圧されたかに思われていた感染症が、再び流行のきざしをみせています。結核やコレラ、ジフテリアなどです。
日本でも結核患者は、先進諸国に比べると高い発生率を示しています。
また、重症急性呼吸器症候群（SARS）やエイズ、エボラ出血熱などのように、新たな感染症も発見されています。

交通が発達し、世界的規模で人類が移動する今日、感染が拡大するスピードもいっそう速まっています。世界は今、感染症の新たな時代を迎えています。

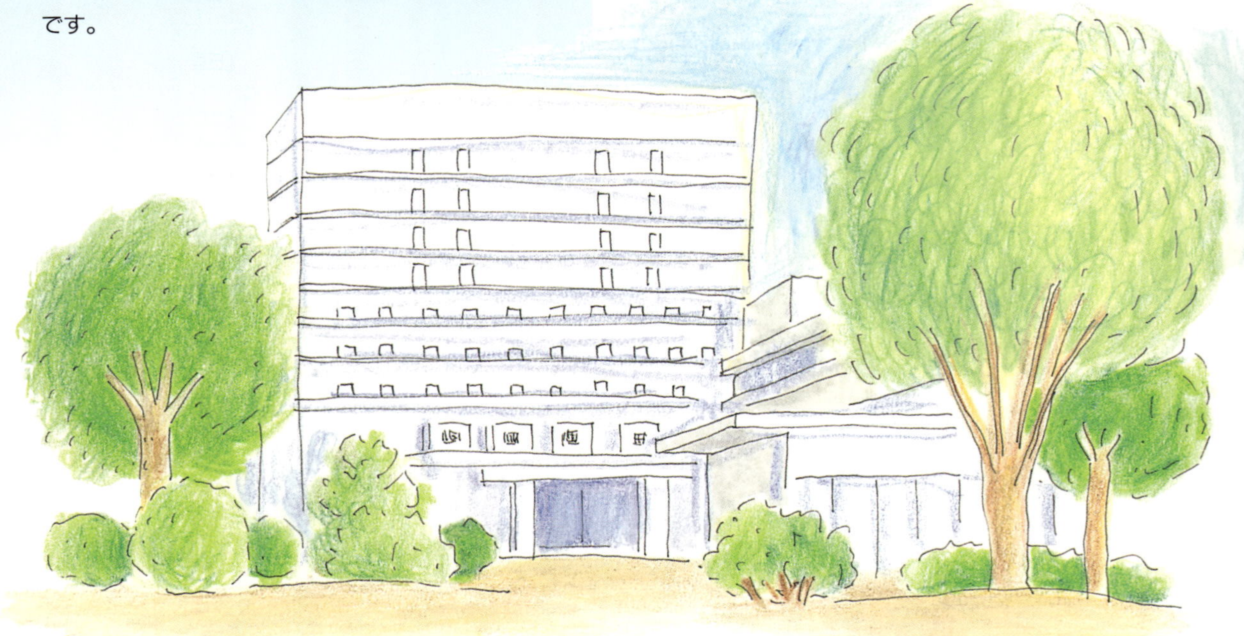

感染発生の3つの要素[1)]

「病原体」「病原体を媒介する宿主」「病原体が生育しやすい環境」といった 3 つの要素が絡み合って、感染が起こります。

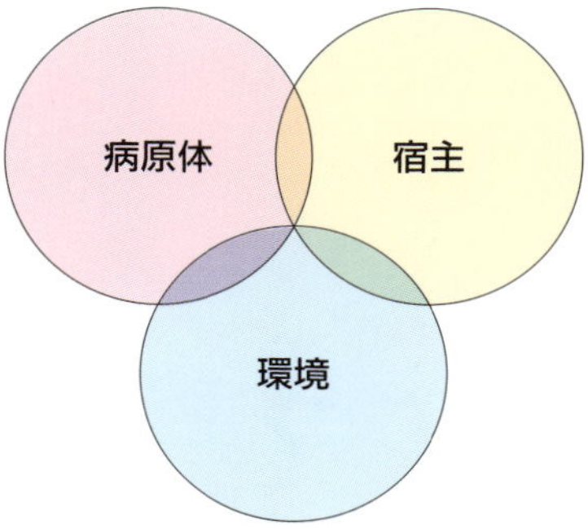

感染症を引き起こす“鎖”

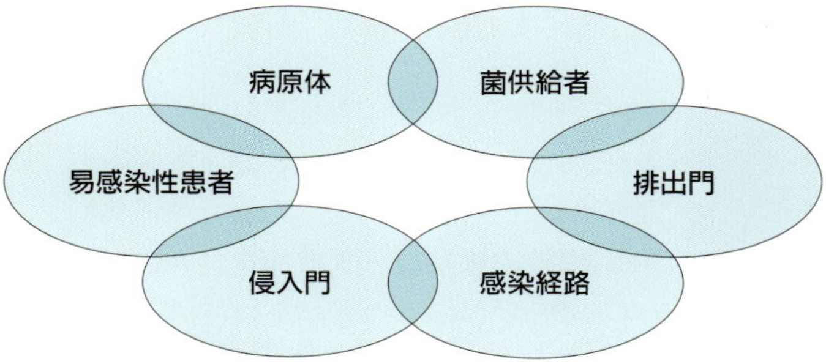

感染症は、病原体→菌供給者（感染者）→病原体排出→感染経路→病原体侵入→易感染性患者といった、一連の“感染の鎖”によって引き起こされます。
この鎖のどこかを、また、すべてを断ち切ることが、感染防止にとって重要です。

新興感染症

[年]	[病 原]	[種 類]	[疾患・症候]
[1983]	[Human immunodeficiency virus(HIV)]	[ウイルス]	[エイズ]
[1983]	[Helicobacter pylori]	[細菌]	[胃潰瘍]
[1986]	[Bovine spongiform encephalopathy?]	[プリオン]	[牛海綿状脳症]
[1988]	[Hepatitis E virus]	[ウイルス]	[E型肝炎]
[1994]	[Westnile virus]	[ウイルス]	[ウエストナイル熱・脳炎]
[1997]		[ウイルス]	[高病原性鳥インフルエンザ]
[1998]	[Henipa virus]	[ウイルス]	[ニパウイルス感染症]
[2003]	[SARS-associated coronavirus(SARS-CoV)]	[ウイルス]	[SARS 重症急性呼吸器症候群]

再興感染症

細菌感染症	ペスト・ジフテリア・結核（ことに薬剤耐性）・サルモネラ症・コレラ・大腸菌感染症
ウイルス感染症	狂犬病・デング熱・デング出血熱・黄熱病
寄生虫・原虫感染症	マラリア・クリプトスポリジウム症

院内感染の基礎知識
Basic Subjects of Hospital Infection

医療の発達とともに、院内感染の危険性が高まっています

現在、医療の発達は強力な治療を生み出し、これまで治らなかったさまざまな疾患を、治療できるようになりました。
一方、こうした治療の発達は、免疫力の極端に低下した易感染性患者を増大させています。

院内感染を起こす病原体は多様です。緑膿菌、腸内細菌などのグラム陰性桿菌、ブドウ球菌（特にＭＲＳＡは重要）、腸球菌などのグラム陽性球菌、カンジダなどの真菌、ヘルペスウイルスなどがあげられます。

これらの病原体が、尿路感染、術後創感染、下気道感染（肺炎）、菌血症などを引き起こします。基礎疾患を持つ易感染性患者に起こりやすく、平素は無害な菌による日和見感染が多くを占めます。
病原体は弱毒であっても、抗菌薬に耐性を持つものが多いのが特徴。宿主の抵抗力が弱いため、ひとたび感染が成立すると治療がむずかしく、致命的になることも多いのです。

一方、医療者に発生する職業感染もクローズアップされています。患者の血液・体液などに汚染される機会が増え、針刺し事故が問題となっています。
医療者自身の健康を守るため、肝炎ウイルス、ＨＩＶなど、血中ウイルス感染防止に取り組まざるを得ない現状になっています。

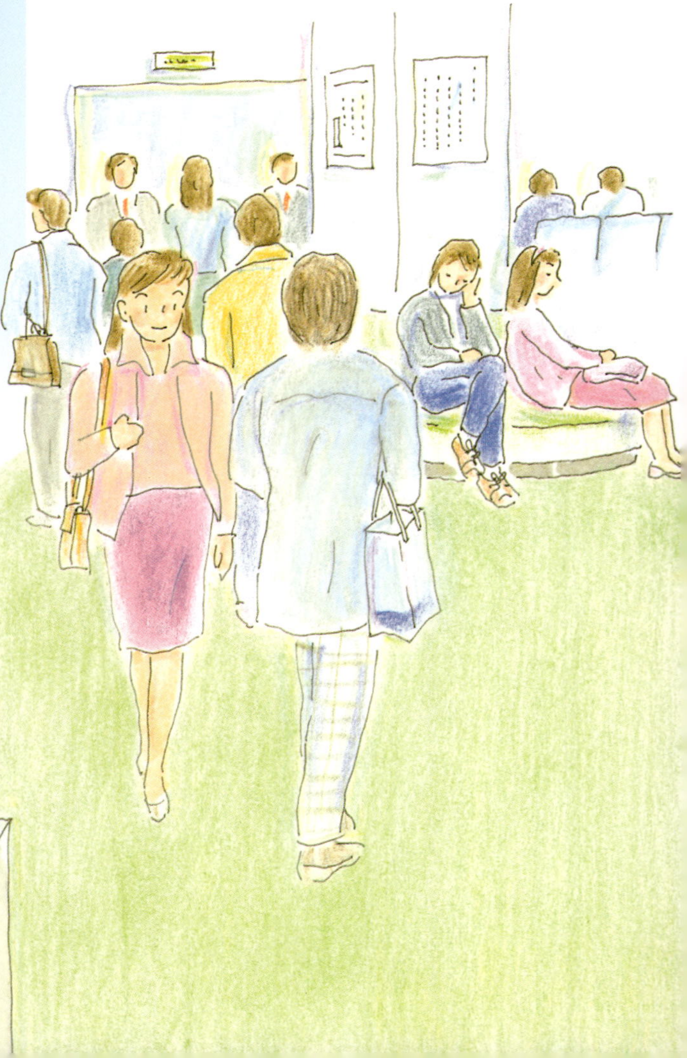

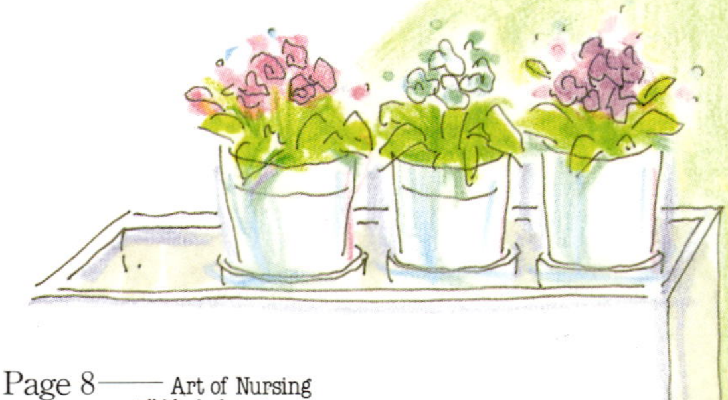

院内感染症の内訳[3)]

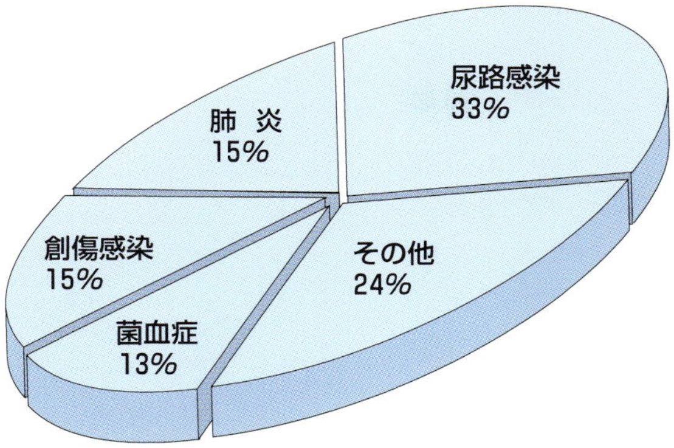

左の図は、1990年から1992年にかけて、米国院内感染サーベイランス・システムによって行われた調査結果です。

62214人の感染症患者を対象に、尿路、創傷、血液、呼吸といった感染症の内訳が示されています。

病院の規模や患者の特性によって、感染症の内訳は変化します。

易感染性患者

易感染性患者は自然治癒力が低いうえに、複数の要因が重なっていることが多く、また、抗菌薬が効果を発揮しにくい状態にあります。

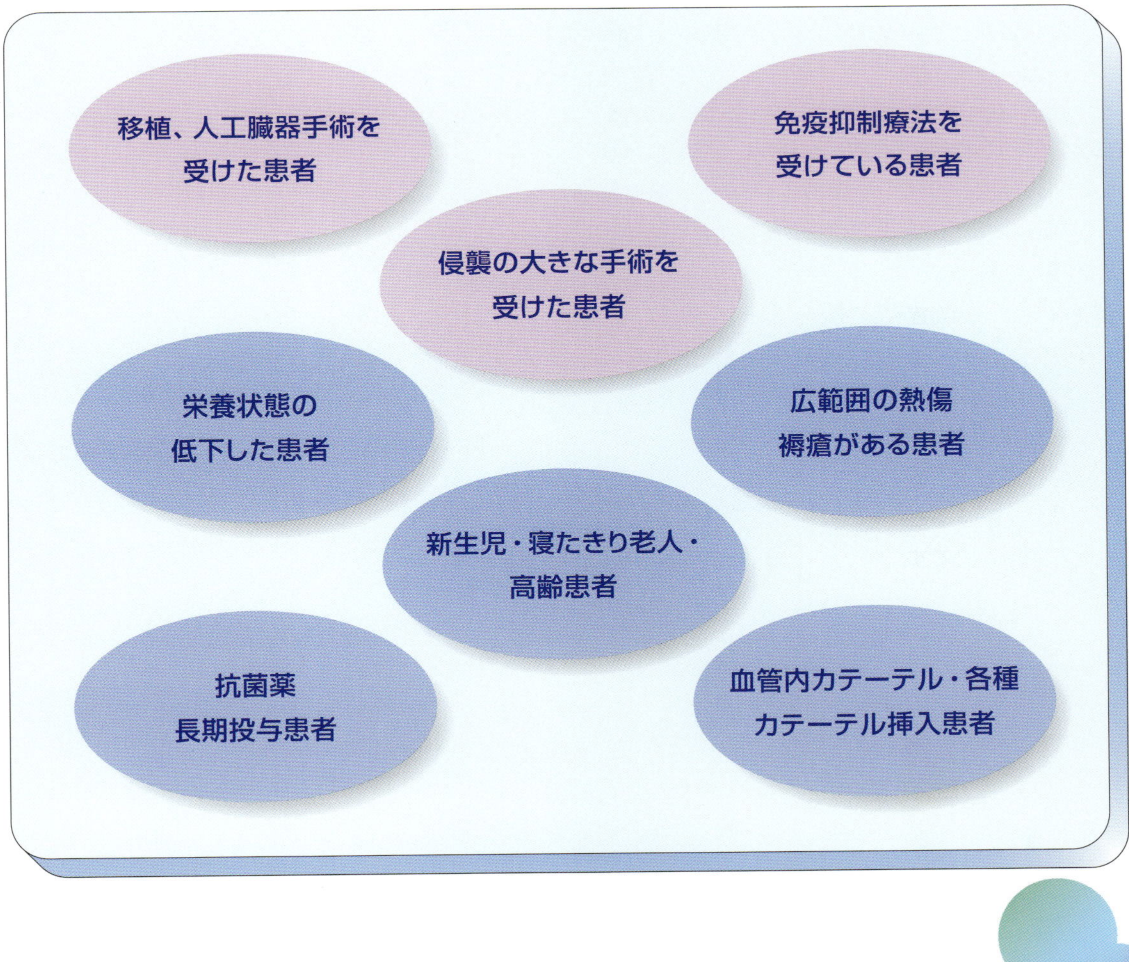

院内サーベイランスを行い、エビデンスに基づいた感染防止策を実施

院内感染の危険性が高まる中で、ナースが患者さんの立場に立った質の高いケアを行っていくには、医療の基本ともいえる"感染に対する正しい知識"が必要です。

１日に何人もの患者さんに触れる――。処置後の汚染された器械・器具を処理する――。治療の介助を行う――。
ナースの行動はすべてが、感染の仲介者となったり、自分が感染する可能性を持っています。菌の媒介者となるか、感染を防止して患者さんを守る医療者となるかは、正しい感染防止策をとれるかどうかにかかっているのです。
それは、ナース自身の安全のためにも、とても大切です。

感染症の基本的な知識を持つことだけでなく、どのような感染が発生しているのか把握することは、ナースが感染防止を考え、実践するうえでとても重要なことです。
感染の発生状況を把握することをサーベイランスといいます。施設の状況に合わせて実施します。

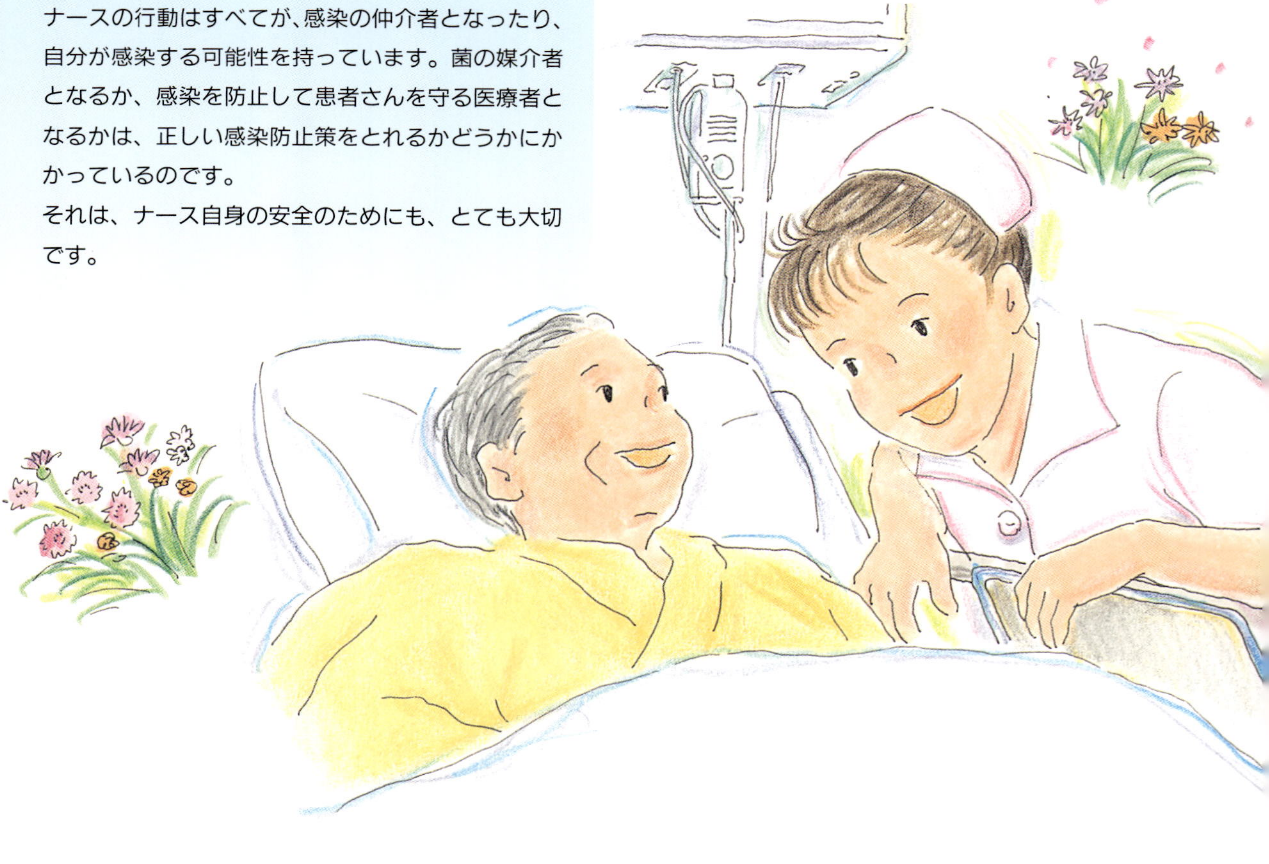

院内サーベイランス

院内サーベイランスとは

■院内サーベイランスは、院内感染防止対策の基礎となる。

■サーベイランスにより問題点を早期発見し、早期対応した際、院内感染の被害者を最小限にすることが可能となる。

■サーベイランスの直訳は「監視、見張り」。特定の集団に生じた事象に関するデータを集め、処理し、分析して報告する一連の過程を意味する。

■院内感染の現状を把握するうえで、重要なツールとなる。

院内サーベイランスの実際

■感染リスクの高い患者を対象に、一定の定義（感染症の判定基準）に則って分母を数え、分子となる感染症例を判定（感染率の算出）、分析、集計する。
■正確な感染率を得ることができる。

■集計結果からその病院で何が起こっているかを分析し、今後、どう生かされるべきかを考え、フィードバックしていくことで感染対策に役立てる。

■サーベイランスにより、感染リスクを調整することができる。

代表的なターゲット・サーベイランス

手術部位感染サーベイランス

尿道留置カテーテル関連サーベイランス

中心静脈関連血流サーベイランス

耐性菌サーベイランス

MRSA感染症

（MRSA：メチシリン耐性黄色ブドウ球菌）

特　徴

●人の皮膚、鼻腔、消化管などの常在菌である黄色ブドウ球菌が、メチシリンだけでなくペニシリン系、セフェム系に対して耐性を示します。

●肺炎、腸炎、創傷感染、敗血症など、さまざまな感染症を起こします。鼻前庭をはじめ、咽頭、腋窩、陰部、毛髪などにも定着しています。

●胃酸で殺菌されにくく、便から検出されることも。

●手術創や胃の手術後の腸、血管内留置カテーテルの刺入部などに菌が付着したり、咽頭の菌が挿管チューブを介して気管支に付着すると感染症を起こします。抗菌薬が効きにくく、治療が困難。

感染経路

●医療従事者の手指を介する接触感染が主体とされています。医療従事者の中にも保菌者がいます。

●抗菌薬の長期使用により菌交代現象が起き、自身の黄色ブドウ球菌が耐性を持つことがあります。

感染対策

●接触感染予防策が基本。保菌者は易感染患者との接触を避けます。保菌部位（特に鼻腔）に触る動作を禁じ、こまめに手洗い。マスクも有効です。

●MRSAは乾燥に強く、環境に長期間存在することが可能。患者が触れるドアノブやベッド柵、床頭台などは頻回に清拭します。

●尿や便から検出されている場合は、患者の状況に応じて排泄介助を行い、トイレや使用器具の清拭、排泄物の処理を適切に行う必要があります。

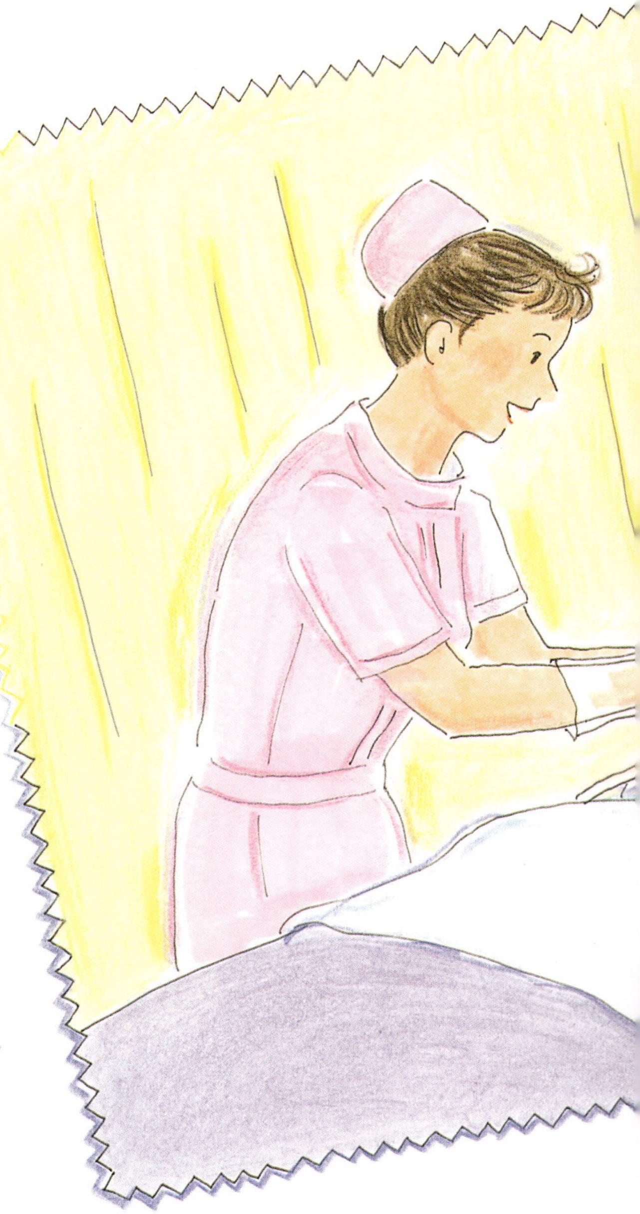

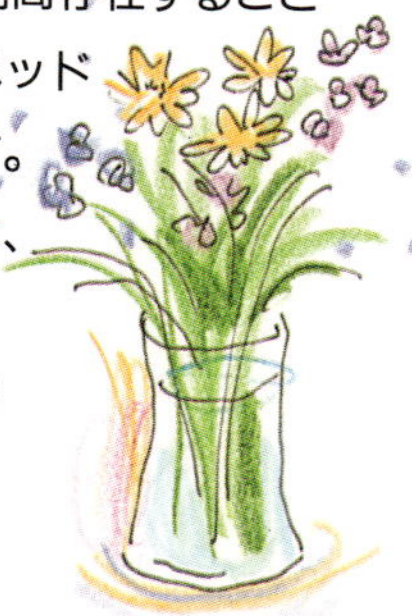

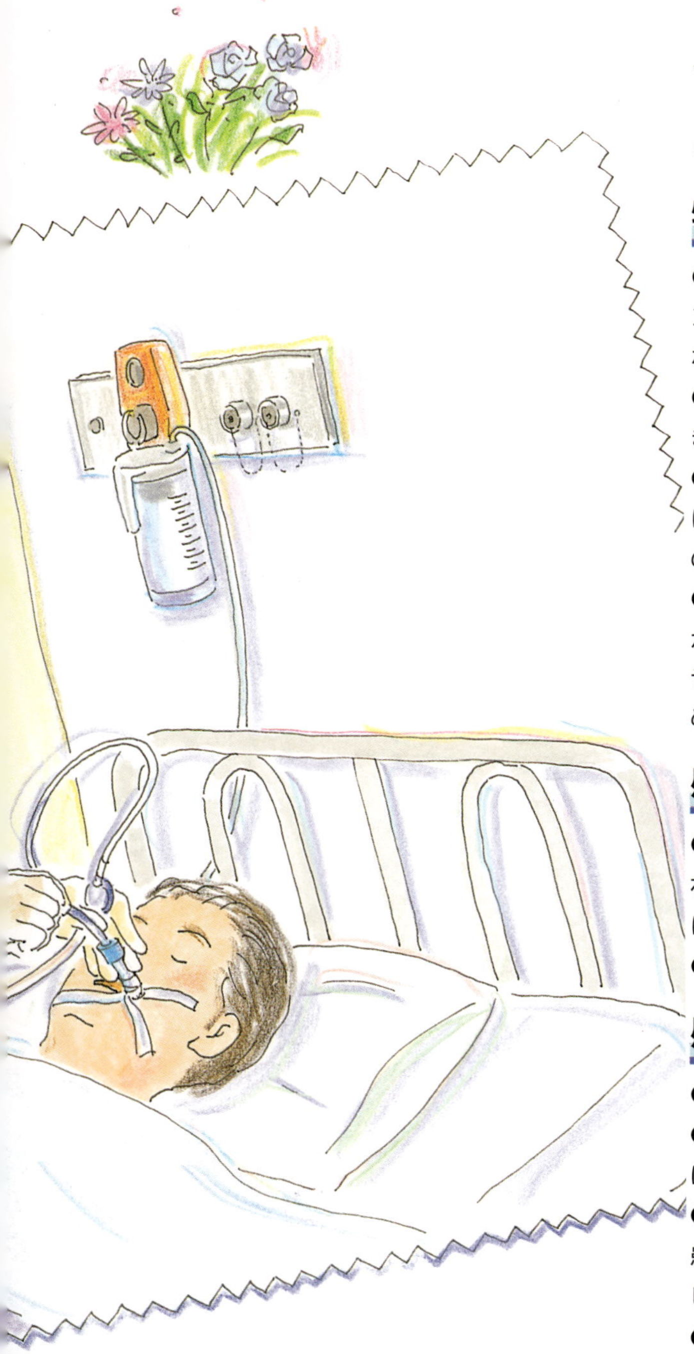

VRE感染症

（VRE：バンコマイシン耐性腸球菌）

特　徴

●人や動物の腸管などに存在している腸球菌で、バンコマイシンに耐性を示す菌。現在、臨床上問題となるのはvanA、vanBの遺伝子を持つ腸球菌です。

●尿路感染、創傷感染、心内膜炎、菌血症など、さまざまな感染症を引き起こします。

●病原性は弱く、患者の原疾患と抗癌薬などの治療による状況、抗菌薬の使用状況により、菌交代現象の形で出現します。

●手術創や血管内留置カテーテルの刺入部などに菌が付着したり、膀胱留置カテーテル挿入時にカテーテルを介して菌が付着すると、抗菌薬が効かないため重症感染症を起こします。

感染経路

●VREを保菌する患者は、現在のところ日本ではまれ。菌が検出された場合、感染を拡大させないようにすることが重要です。

●医療者の手指を介して感染します。

感染対策

●接触感染予防策が基本となります。

●患者の排泄物を扱う場合や、濃密に接触する場合はガウンを着用する必要があります。

●VREは乾燥に強く、環境に長期間存在するので、患者周辺の日常環境の清拭を頻回に行い、必要に応じて消毒薬を使用します。

●ノンクリティカル器具は、患者専用とします。

●患者の状況に応じて排泄介助、使用器具の消毒、排泄物の処理を適切に行います。

B型・C型肝炎

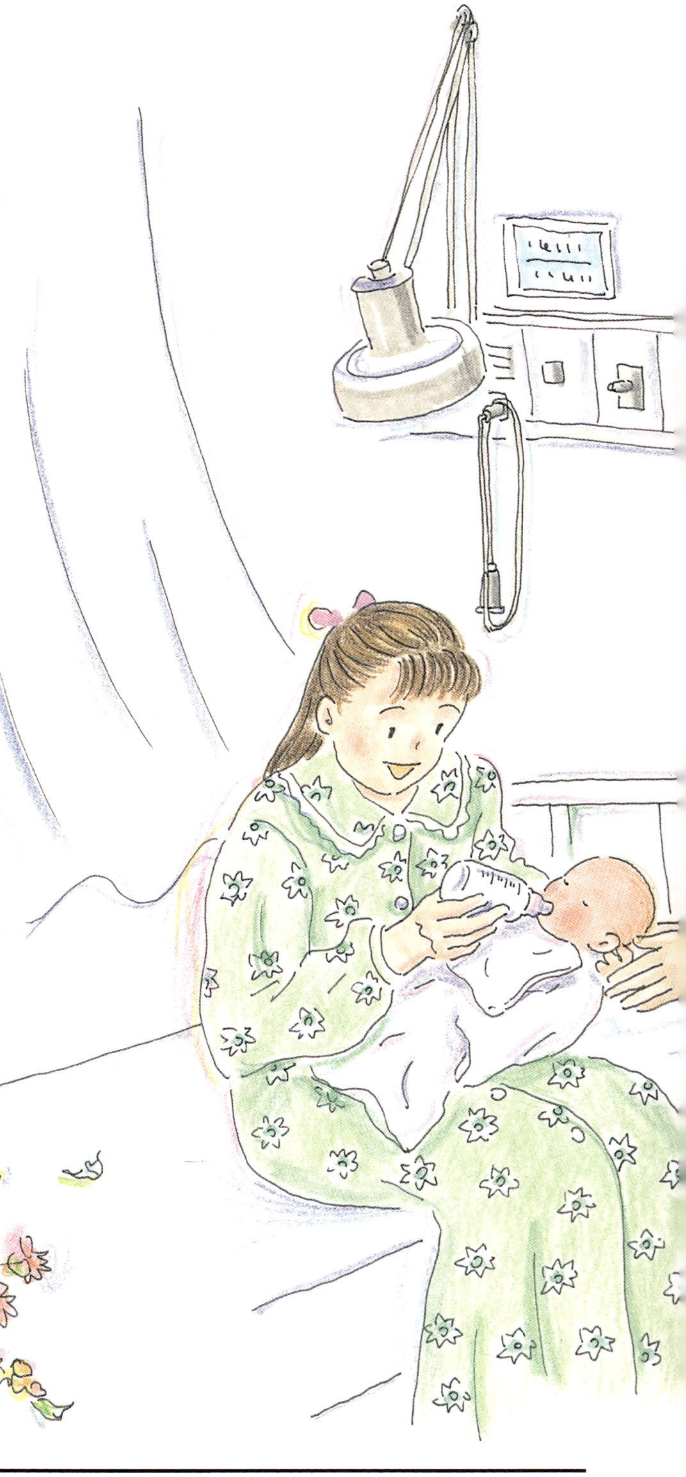

特　徴

●血液・体液に存在する血中ウイルス感染症です。

●B型肝炎は、感染すると数週間から数か月の潜伏期間を経て急性肝炎症状を起こします。まれに劇症肝炎に移行し、予後不良となる場合があります。食欲不振、悪心、嘔吐、全身倦怠感、黄疸などの症状がみられ、まれに発熱も認めます。

●C型はB型と同じような症状がみられ、高率に慢性化します。2～5年経過後、回復したかのように改善し、15～30年後に活動性肝炎となる例があります。活動性となると、肝硬変・肝細胞癌へ進展する可能性があります。

感染経路

●B型は血液・唾液・精液などに含まれたウイルスが体内に入り、感染症を起こします。輸血、母子感染、性感染が主な感染経路となります。

●C型はB型に準じますが、輸血後肝炎として受血者の10%に発症しています。

●患者の血液・体液が感染源で、経皮的（針刺し）または経粘膜的（眼球・口腔・鼻腔粘膜）から感染します。

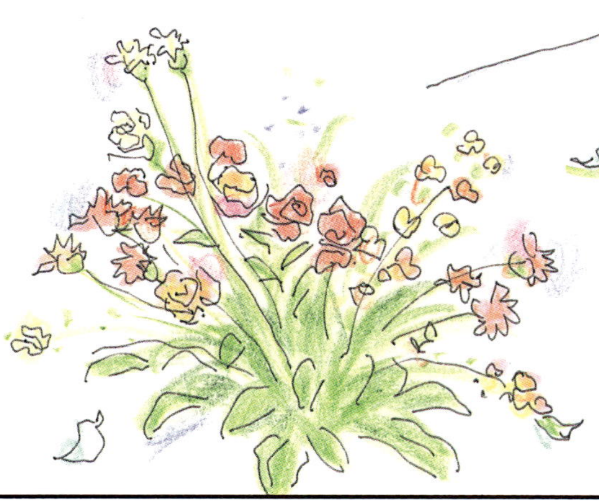

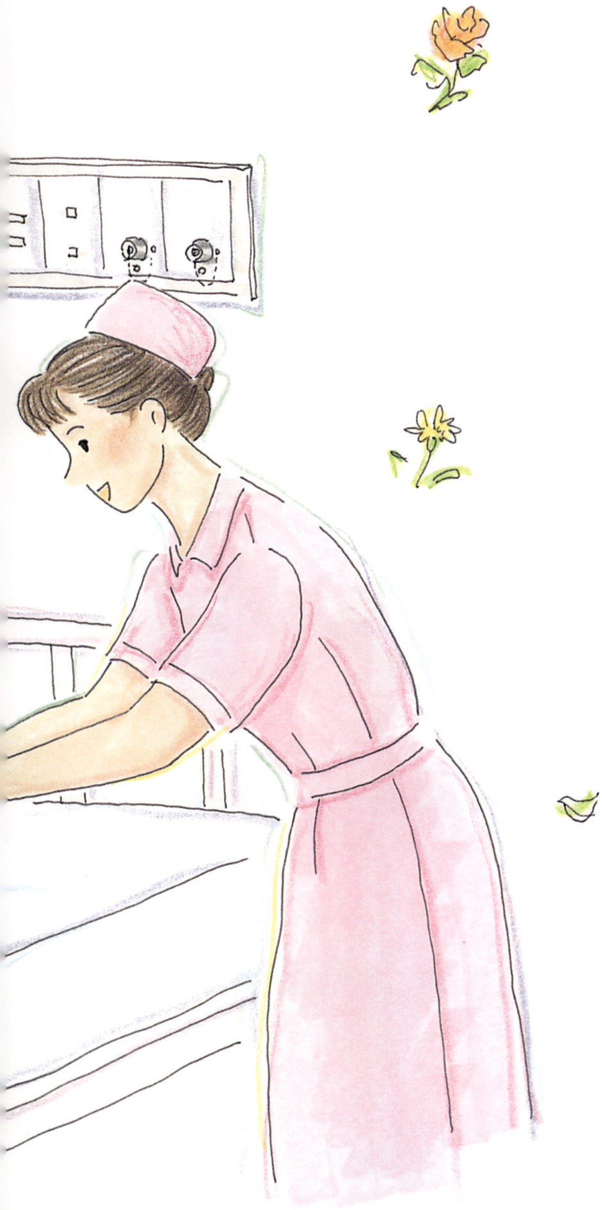

エイズ

特　徴

●エイズを発症させるウイルスをHIV（ヒト免疫不全ウイルス）と呼びます。

●感染後、2～8週間で血中抗体陽性となります。感染初期には約50%の人が感冒症状を認めますが、自覚しないこともあります。

●感染後、数年から数十年を無症候性キャリアとして過ごし、発症します。感染初期のウイルス量やCD4陽性細胞数により経過が異なると考えられます。

●感染後、エイズ関連症候群（ARC）としてリンパ節腫脹、下痢、体重減少、発熱、盗汗、全身倦怠感などの症状で発症します。

●発症後は免疫不全の進行や、エイズに特有な症状としてカリニ肺炎、重症カンジダ症、カポジ肉腫などを認めます。

感染経路

●HIVに汚染された血液・精液により感染します。日本人の感染経路の約80%が性感染です。

●医療者の血液汚染事故（針刺し事故など）は、感染の危険性があります。

緑膿菌感染症

特　徴

●肺炎、尿路感染、創傷感染、敗血症など、さまざまな感染症を引き起こします。

●自然界では土や水のあるところ、病院内では洗面台、吸入器、花びんの水などの湿潤した環境から多く検出されます。また、長期間、不適切に使われた消毒液などからも検出されます。

●挿管や気管切開をしていると、保菌しやすくなります。

●特有の緑色をしていて、臭気があります。

●バイオフィルムという膜で菌体が覆われているため、抗菌薬が効きにくく、治療が困難です。

●緑膿菌による敗血症はショック状態に陥りやすく、十分な管理が必要となります。

●抗菌薬の頻回使用により薬剤に耐性を持つ緑膿菌が出現し、薬剤耐性緑膿菌感染症を発症すると、抗菌薬が効かないため問題となります。

感染経路

●医療者の手指や医療器具を介して感染します。

●免疫低下時、腸内の緑膿菌が増殖し敗血症を起こすことや、不適切な抗菌薬投与による菌交代現象として内因性感染を起こすこともあります。

●膀胱留置カテーテルの長期間留置により、尿路感染を起こすことがあります。

感染対策

●接触感染予防策が基本となります。

●洗面台など湿潤環境で菌が増殖しやすいので、清潔・乾燥を保つ必要があります。

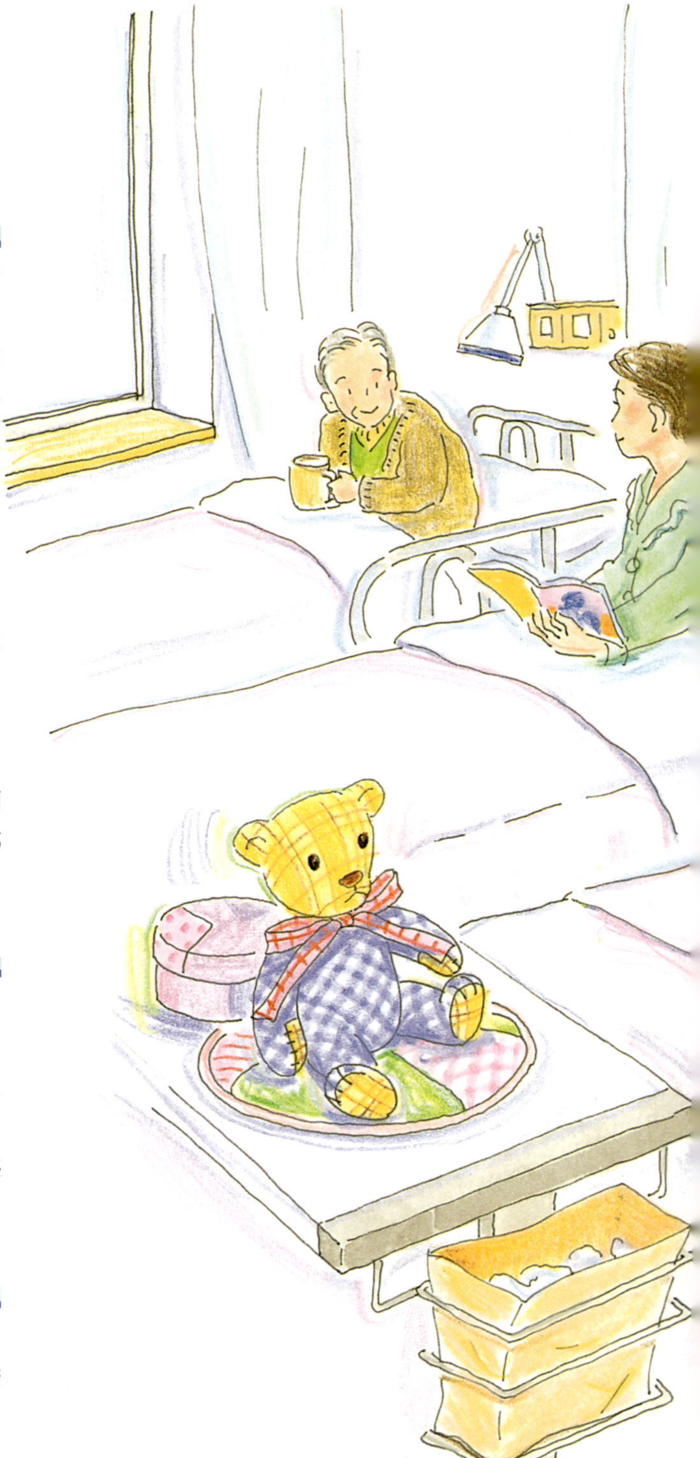

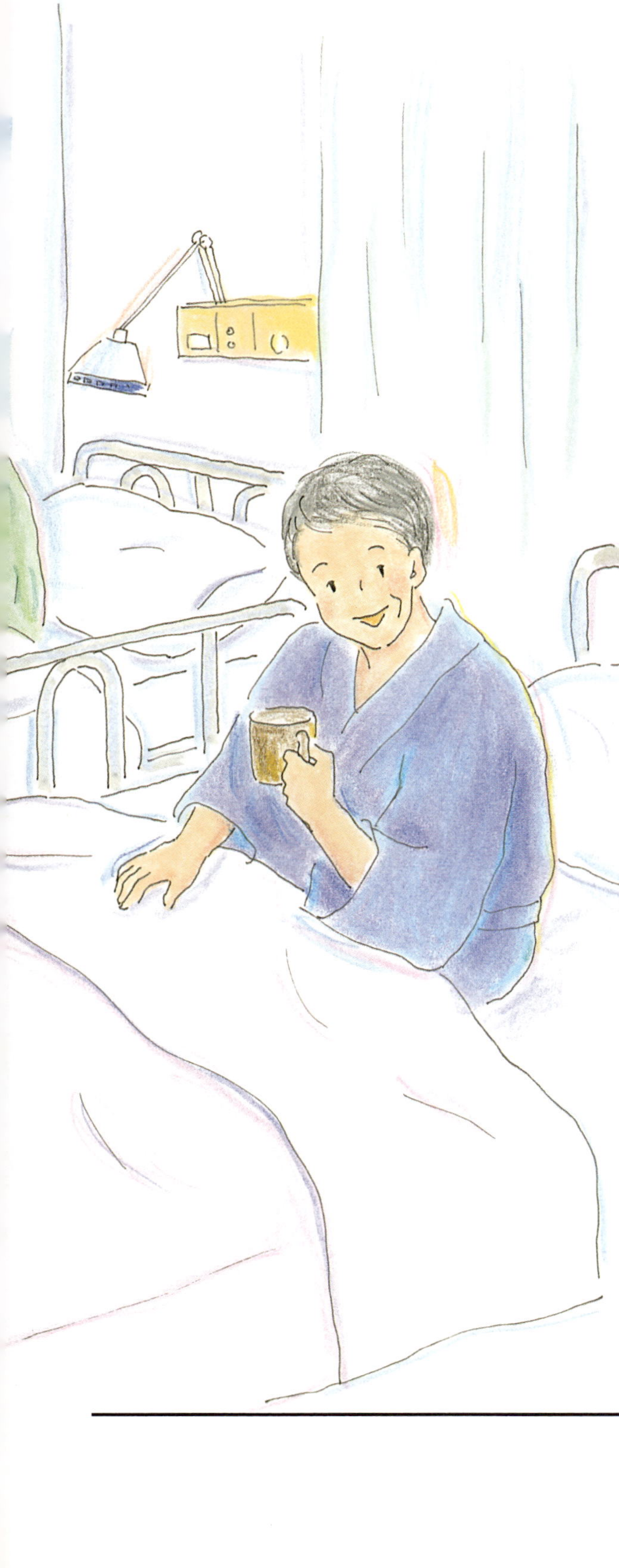

結核

特　徴

●戦後、抗菌薬の出現や栄養状態の改善で、先進国では結核は減少。近年、再び高齢者や若者の発症が増加しています。

●結核菌は、結核患者や結核罹患動物の臓器、組織、喀痰などの分泌物や排泄物などに存在します。

●結核はあらゆる臓器に感染しますが、肺結核が主。感冒症状、痰の喀出などが長期にみられます。

●結核菌は乾燥・消毒・熱に強く、日光（紫外線）には弱いのが特徴です。

●慢性の結核は全身に広がって髄膜炎、腹膜炎、骨結核などを起こします。

●治療は抗結核薬。薬剤耐性の結核も問題です。

感染経路

●空気感染。喀痰飛沫を吸い込んで感染します。

●排菌の有無、咳の程度や回数、持続時間によって感染の危険は増減します。

●感染後、肺に石灰沈着を残して大半は治癒、一部が発症します。抵抗力の弱い人は数か月～2年以内に発病（一次感染）。大半は長期間潜伏し、老化や病気による抵抗力の低下で発病します（二次感染）。

感染対策

●病室管理、患者管理が必要。病室は、できればドアが常時閉まった陰圧のかかる部屋を用意します。

●患者を担当する医療者はツベルクリン反応陽性者が望ましく、入室時には結核感染防止マスク（N95マスク）を着用します。

●患者の退出後は十分に換気し、紫外線照射などを行います。消毒する必要はありません。

レジオネラ感染症

特　徴

●レジオネラ肺炎を起こします。

●集団感染を起こしやすく、健康人へも感染します。

●熱に弱く、60℃以上で死滅します。

感染経路

●給水、給湯施設、ネブライザー、加湿器などの院内人工環境水がエアロゾル（大気中の液体または固体の微細な粒子）となり、これを吸入して感染。

●人から人へ直接感染することはありません。

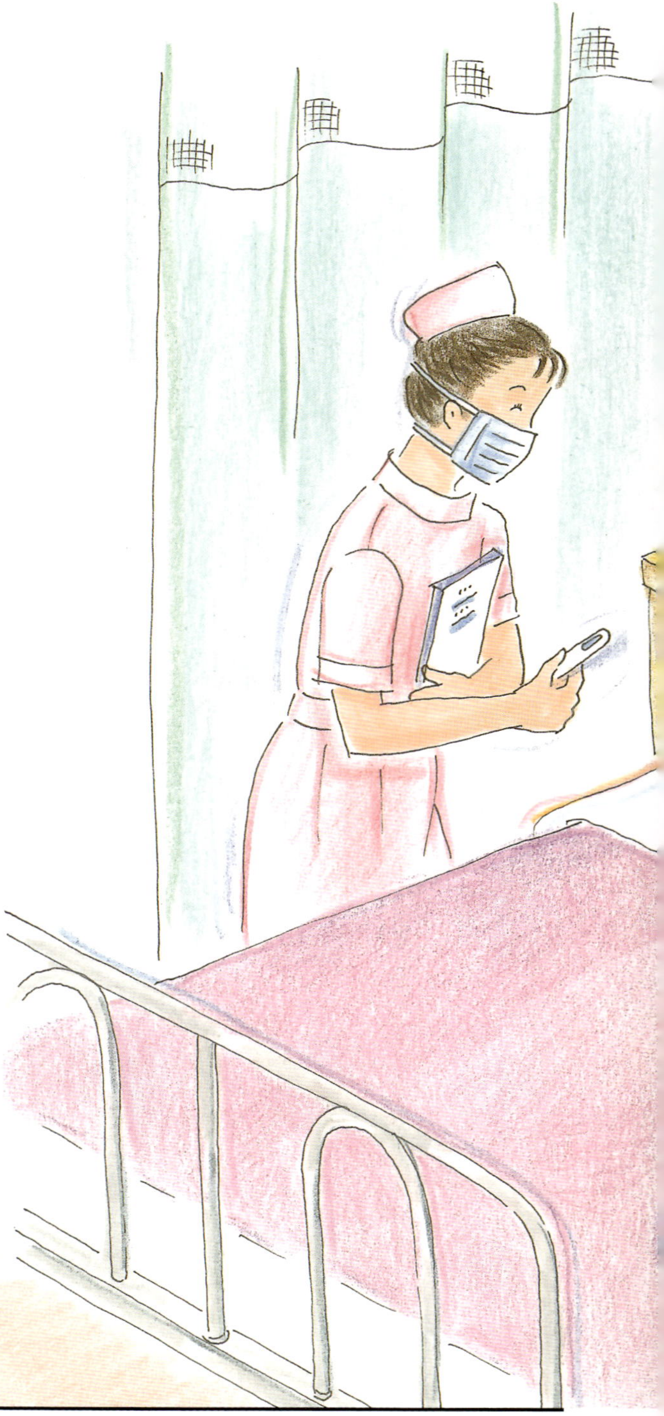

インフルエンザ

特　徴

●インフルエンザウイルスによる感染症。12～2月にかけて流行します。

●1～3日の潜伏期の後、突然の高熱、咽頭痛、頭痛、筋肉痛、倦怠感で始まり、次に呼吸器症状（鼻汁・咳嗽）がみられます。

●感染から3日間が感染力が高く、発症の前日から発症後、最大7日間またはそれ以上、ウイルスを排出します。

●迅速診断キットは10～20分程度で結果が出ます。

感染経路

●主に咳やくしゃみなどからの飛沫感染です。

感染対策

●予防には、ワクチンが有効。患者は個室に収容し、医療者は入室時にサージカルマスクを着用します。

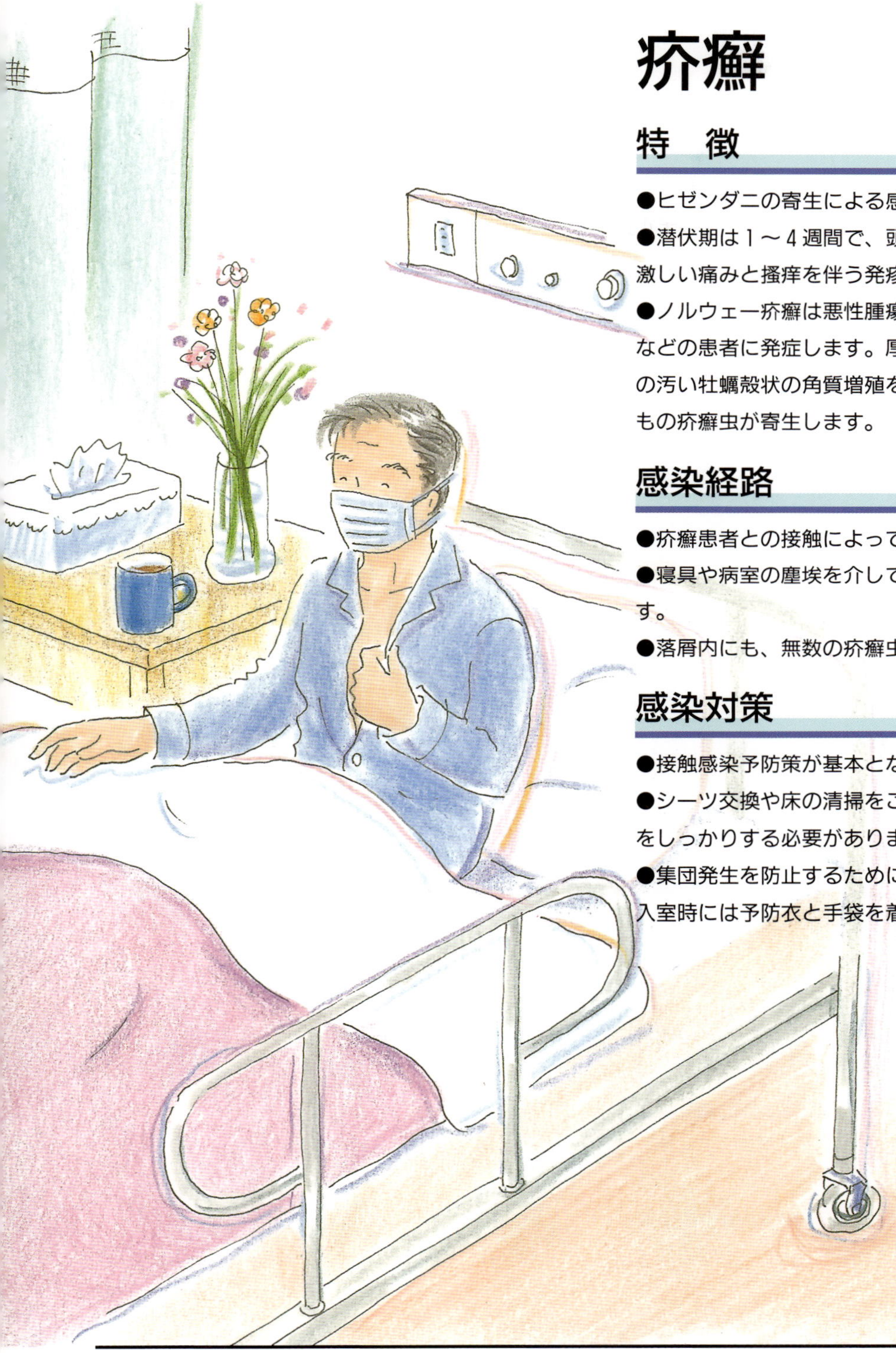

疥癬

特　徴

●ヒゼンダニの寄生による感染症です。

●潜伏期は1～4週間で、頭部・頸部を除く全身に激しい痛みと掻痒を伴う発疹を形成します。

●ノルウェー疥癬は悪性腫瘍、糖尿病、重症感染症などの患者に発症します。厚い灰白色から帯黄白色の汚い牡蠣殻状の角質増殖を示し、100万～200万匹もの疥癬虫が寄生します。

感染経路

●疥癬患者との接触によって感染します。

●寝具や病室の塵埃を介して感染することもあります。

●落屑内にも、無数の疥癬虫が生息しています。

感染対策

●接触感染予防策が基本となります。

●シーツ交換や床の清掃をこまめに行い、感染防護をしっかりする必要があります。

●集団発生を防止するために、患者を個室に隔離し、入室時には予防衣と手袋を着用します。

腸管感染症

特　徴

●腸管感染症の大半は、細菌によるもの。ほかにウイルスや原虫などが原因となります。

●症状として下痢、発熱、嘔気、腹痛などがあげられ、病原体によって異なります。

●病原体は、便に排泄されることで確認できます。

【市中で問題となる腸管感染症】

●細菌ではコレラ、カンピロバクター大腸菌、サルモネラ、赤痢、腸管ビブリオ、ボツリヌスなどです。それぞれが産生する毒素や細菌が腸粘膜に侵入することが発症の原因になります。

●原虫ではクリプトスポリジウム、赤痢アメーバなどが原因となります。

●経口感染が主で、汚染された水、食物（人や動物の糞便で汚染された食品、保菌している魚介類、保菌者が調理した食品）を摂取することで感染します。

●感染者の世話を行った家族や周囲の人が二次感染することもあります。感染力の強いものもあり、健康な人が二次感染を起こすこともあります。

【院内感染で問題となる腸管感染症】

クロストリジウム・ディフィシレ菌感染症：

●下痢の起因菌として、もっとも頻度の高い病原体。

●芽胞を形成するため、土壌や乾燥表面などの環境に数か月から数年、生存することができます。

●Toxin AとToxin Bの2種類の外毒素を産生し、偽膜性腸炎を引き起こします。

●医療者の手指や医療器具を介して感染。抗菌薬投与後の菌交代現象として発症します。また、易感染性患者への交差感染もあるので、厳重に感染対策を行う必要があります。

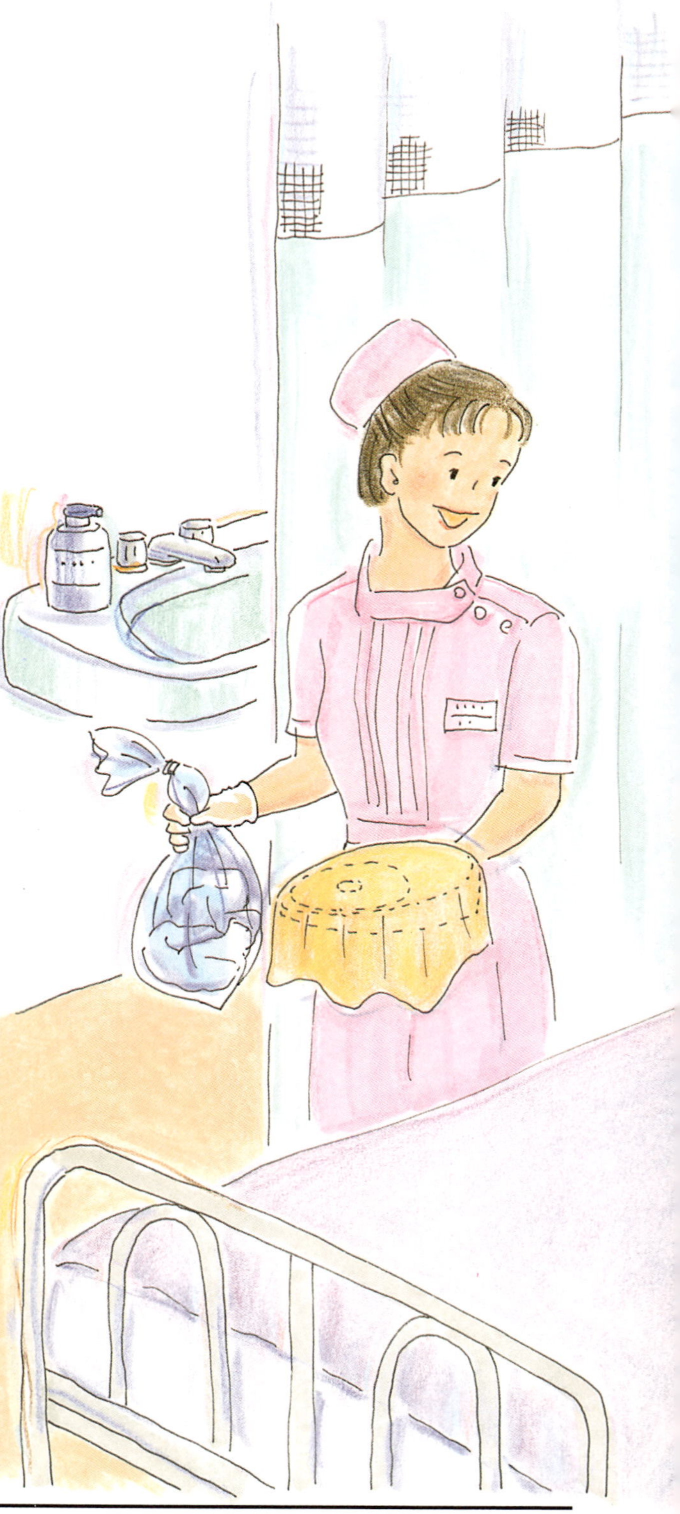

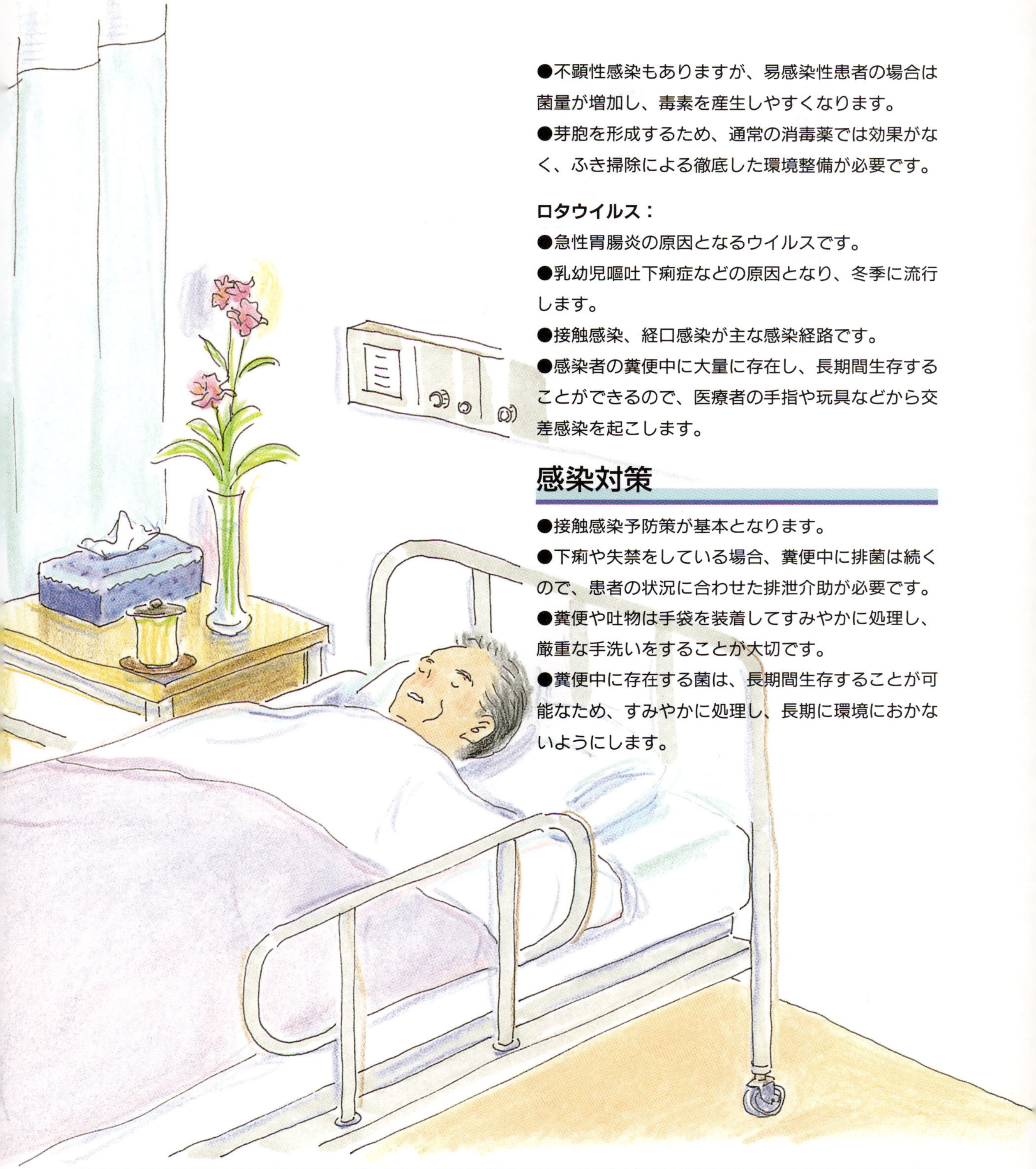

●不顕性感染もありますが、易感染性患者の場合は菌量が増加し、毒素を産生しやすくなります。
●芽胞を形成するため、通常の消毒薬では効果がなく、ふき掃除による徹底した環境整備が必要です。

ロタウイルス：
●急性胃腸炎の原因となるウイルスです。
●乳幼児嘔吐下痢症などの原因となり、冬季に流行します。
●接触感染、経口感染が主な感染経路です。
●感染者の糞便中に大量に存在し、長期間生存することができるので、医療者の手指や玩具などから交差感染を起こします。

感染対策

●接触感染予防策が基本となります。
●下痢や失禁をしている場合、糞便中に排菌は続くので、患者の状況に合わせた排泄介助が必要です。
●糞便や吐物は手袋を装着してすみやかに処理し、厳重な手洗いをすることが大切です。
●糞便中に存在する菌は、長期間生存することが可能なため、すみやかに処理し、長期に環境におかないようにします。

PART-2

感染予防の基本的な考え方

How to Approach the Prevention of Hospital Infection

院内感染を確実に予防するには、米国におけるスタンダードプリコーション（標準的予防策）の考え方が、参考になります。スタンダードプリコーションは、すべての患者に適応されます。血液、すべての体液、分泌物、排泄物、創傷のある皮膚、粘膜に接触する場合は手袋を着用するのが、その基本姿勢です。

さらにスタンダードプリコーションに追加して、臨床上、疫学上、重要な病原体に感染していることがすでに判明している患者から、その他の患者に感染が起きないよう、感染経路別予防策がとられます。

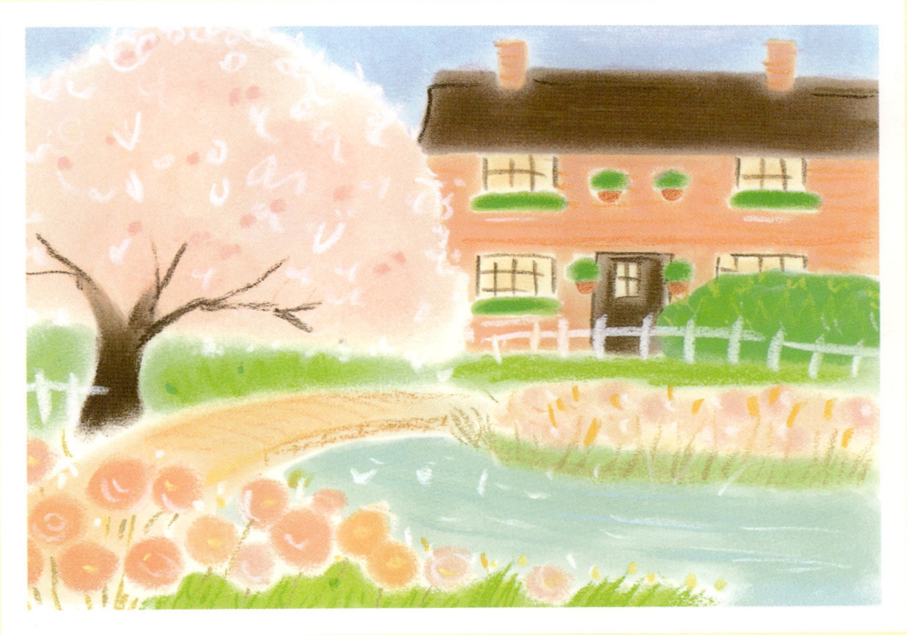

スタンダードプリコーションと感染経路別予防策[4)]

1996年、米国防疫センター（CDC）は、病院感染予防の新たなガイドラインであるスタンダードプリコーション（標準的予防策）を提唱しました。
この考え方は、下のような経緯をたどって、米国における標準的予防策となりました。
また、スタンダードプリコーションに追加して、すでに感染していたり、その疑いがある場合には、次頁から紹介する感染経路別予防策がとられます。

●1985年・ユニバーサルプリコーション

ユニバーサルプリコーション（普遍的予防策）は、HBV、HCV、HIVなどの血中ウイルスから医療者を守るために生まれました。
「推定される感染病態にかかわらず、すべての人々の血液・体液は、感染性のあるものとして扱うべきである」という考え方です。対象物質は、①血液、②血中ウイルスが存在しうる体液（精液、膣分泌液、羊水、脳脊髄液、心嚢液、腹水、胸水、関節滑液）です。注射針のリキャップ禁止、手洗い、手袋など感染防止器具の使用が強調されました。

●1987年・生体物質隔離

ユニバーサルプリコーションでは目にみえる血液が含まれないかぎり対象外とされた便、鼻汁、喀痰、汗、涙、尿、嘔吐物に対する防御の必要性が、しだいに認識されるようになりました。その結果、「目にみえる血液を含む含まないにかかわらず、潜在的に感染性のあるすべての湿性の生体物質を、主に手袋をすることにより隔離する」という生体物質隔離の考え方が提唱されました。ただし、手袋の使用経費や、手袋をはずした後の手洗いを強調していないなどの欠点がありました。

●1996年・スタンダードプリコーション

ユニバーサルプリコーションと生体物質隔離の考え方の主な特色を統合して生まれたのが、スタンダードプリコーションです。これは、感染症の診断あるいは推定される病態にかかわらず、病院でケアを受けているすべての患者に適用されます。
スタンダードプリコーションでは、「血液、すべての体液、分泌物、排泄物、傷のある皮膚、粘膜」に接触する場合は手袋を着用します。手袋をはずしたら必ず手洗いを行い、汚染が拡散しそうな場合はマスク、ガウン、ゴーグルなどの防具を使用します。

●2004年・CDC隔離予防策ガイドラインの改訂草案

CDCは2004年６月、「病院における隔離予防策のためのガイドライン1996」を改訂するため、「医療現場における感染性物質伝播予防のための隔離予防策ガイドライン草案2004」を公表しました。これは、医療施設の多様化や新病原体の出現、技術革新、バイオテロの脅威など、近年の社会環境の変化に対応するためです。
「スタンダードプリコーション」と「感染経路別予防策」の二本立ての体系は変わらず、呼吸器感染の初期予防や、造血幹細胞移植患者を対象とした防御環境、多剤耐性の微生物対策などが追加されています。

空気感染予防策

空気感染は、空気媒介性飛沫核（微生物を含む飛沫が気化した後、5ミクロン以下の小粒子となって長時間空中を浮遊）、あるいは感染病原体を含む粉塵粒子が飛び散って起こります。

感染予防策としては、飛沫核の吸入を防ぐために特殊な設備とマスクが必要になります。病室への入室時には、呼吸器保護用具（N95マスク）を着用。患者さんの移動は最小限にし、移動する場合はマスク（N95マスクは不要）を装着させます。

【適用】

●空気感染する疫学的に重要な病原体に感染しているか、それが疑われる患者。

【空気感染する疾患】

●麻疹

●結核

●水痘（播種性帯状疱疹を含む）

飛沫と飛沫核の違い

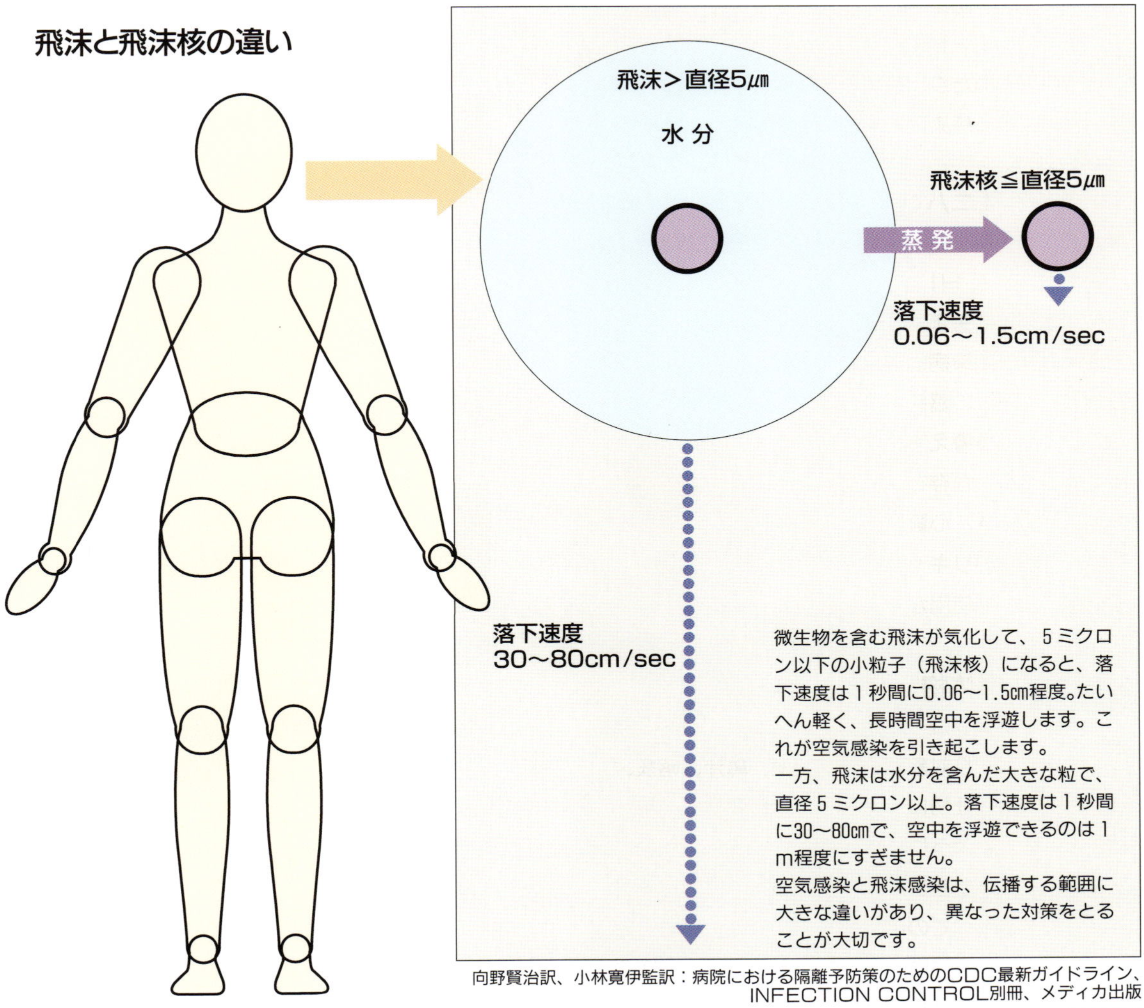

微生物を含む飛沫が気化して、5ミクロン以下の小粒子（飛沫核）になると、落下速度は1秒間に0.06〜1.5cm程度。たいへん軽く、長時間空中を浮遊します。これが空気感染を引き起こします。
一方、飛沫は水分を含んだ大きな粒で、直径5ミクロン以上。落下速度は1秒間に30〜80cmで、空中を浮遊できるのは1m程度にすぎません。
空気感染と飛沫感染は、伝播する範囲に大きな違いがあり、異なった対策をとることが大切です。

向野賢治訳、小林寛伊監訳：病院における隔離予防策のためのCDC最新ガイドライン、INFECTION CONTROL別冊、メディカ出版

飛沫感染予防策

感染症の患者さんやキャリアーから発生した病原体を含む大飛沫粒子（直径５ミクロン以上）が、空気中を通って１m程度の短い距離を進み、宿主の結膜、鼻粘膜、口に沈着して起こります。

感染源となる患者さんと、受け取り側の患者さんが、接触しないことが感染予防策となります。咳・くしゃみ、気管吸引などの際に感染が起きやすいので注意。

飛沫は空中に浮遊し続けることはないので、特殊な空調や換気は必要としませんが、患者さんどうしのベッドは１m以上間隔を開ける必要があります。

ナースが患者さんに１m以上接近して作業を行う際は、スタンダードプリコーションを実践し、患者さんに咳・くしゃみなどの症状がある場合は、サージカルマスクを着用します。患者さんの移動は最小限にし、移動時にはサージカルマスクを着用させます。

【適用】

●飛沫によって伝播する疫学的に重要な病原体に感染しているか、それが疑われる患者。

【飛沫感染する疾患】

①侵襲性B型インフルエンザ菌疾患
（髄膜炎・肺炎・喉頭炎・敗血症を含む）

②侵襲性髄膜炎菌疾患
（髄膜炎・肺炎・敗血症を含む）

③飛沫感染で広がる、他の重症細菌性呼吸器感染症
- ●ジフテリア（喉頭）
- ●マイコプラズマ肺炎
- ●百日咳
- ●肺ペスト
- ●溶連菌性咽頭炎・肺炎・猩紅熱（乳幼児）

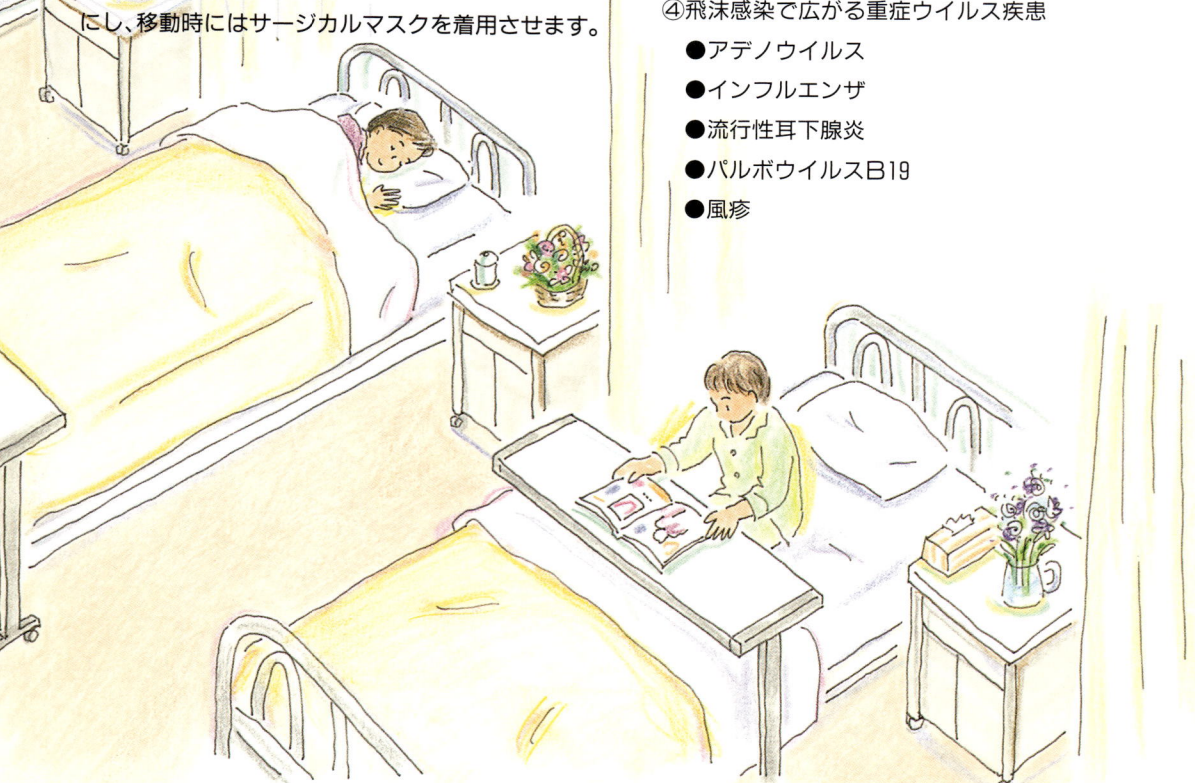

④飛沫感染で広がる重症ウイルス疾患
- ●アデノウイルス
- ●インフルエンザ
- ●流行性耳下腺炎
- ●パルボウイルスB19
- ●風疹

接触感染予防策

接触感染は、医師やナースの手指を介して直接、患者さんから別の患者さんへと、病原体が接触によって感染します。感染源である患者さんと、感受性のある患者さんどうしの手の接触によっても起こります。周辺にある汚染された環境や器具などの媒介物を通して、間接的に病原体に接触して感染することもあります。
スタンダードプリコーションにプラスして手袋、ガウンなどを着用します。ケア終了後は、患者さんのベッドを離れる前に手袋・ガウンをはずし、手指衛生を行います。
ケアに使用する物品は、可能な限り患者専用のものを用意します。

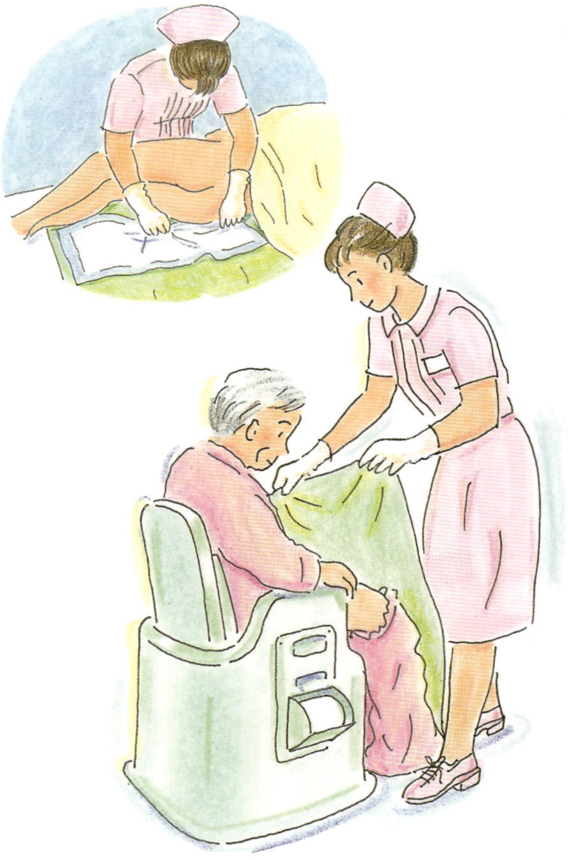

【適用】

●接触感染する疫学的に重要な病原体に感染しているか、保菌している患者、あるいはそれが疑われる患者。

【接触感染する疾患】

①多剤耐性菌による胃腸管、呼吸器、皮膚、および創部の感染症、あるいは定着状態

②少量で感染するか、あるいは環境で長期生存する腸管感染症

●クロストリジウム・ディフィシル

●おむつをしている、あるいは失禁状態の患者の場合（腸管出血性大腸菌O-157：Ｈ７、赤痢、Ａ型肝炎、ロタウイルス）

③乳幼児におけるＲＳウイルス、パラインフルエンザウイルス、腸管ウイルス感染症

④接触感染性の強い、あるいは乾燥皮膚に起こりうる皮膚感染症

●ジフテリア（皮膚）

●単純ヘルペスウイルス（新生児あるいは粘膜皮膚）

●膿痂疹

●大きな（開放された状態の）膿瘍、蜂窩織炎、褥瘡

●しらみ寄生症

●疥癬

●乳幼児におけるブドウ球菌性癤（フルンケル）

●ブドウ球菌性熱傷皮膚症候群

●帯状疱疹（播種性あるいは免疫不全患者）

⑤ウイルス性／出血性結膜炎

⑥ウイルス出血熱（エボラ、ラッサ、マールブルグ）

感染予防の基本的な考え方
How to Approach the Prevention of Hospital Infection

医療者の前向きな姿勢が、もっとも大切な“感染予防策”

感染は、前述のスタンダードプリコーションや感染経路別予防策に基づき、必要な時に必要な防具を使用し、対策をとることでリスクを減少させることができるはずです。

空気感染・飛沫感染・接触感染という、3つの感染ルートを遮断するには、いくつかの方法があります。具体的には、手洗いの徹底や確実な無菌操作、易感染性患者、保菌者、感染症患者への対策、器具や環境の清浄化などです。

こうした、感染ルートを遮断する具体策は、どれも医療者にとって基本的なことばかりです。
感染予防対策を“絵に描いたもち”に終わらせず、実のあるものにするには、“医療者の前向きな姿勢”が必要。すぐれた対策も、日常のケアや治療に生かされなければ、意味がありません。

医療者が、いつも感染に対する新しい知識を持ち、前向きに実行し続ける姿勢を持つことが、もっとも大切な“感染予防策”です。

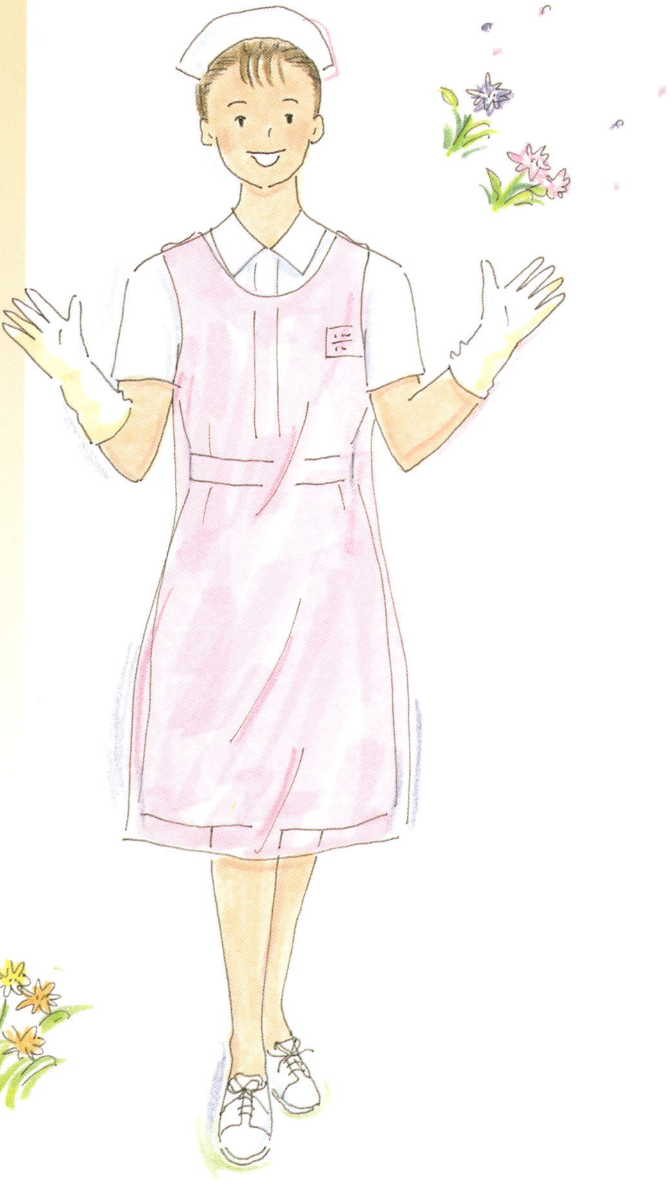

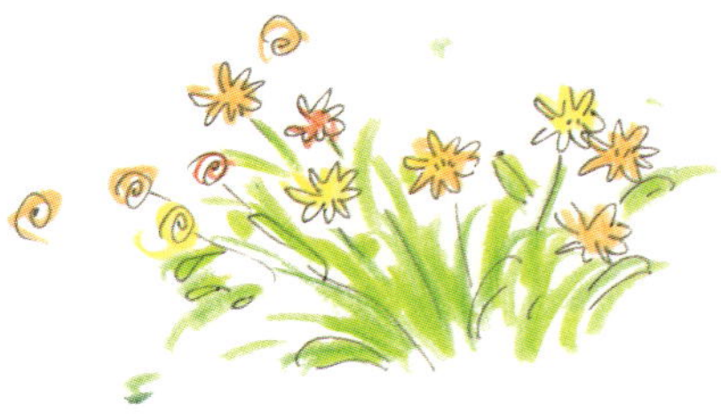

手洗い/無菌操作

手洗い

●手洗いは、感染を予防するもっとも基本的で、重要な手技。手は1日に何万回もの作業をこなしています。絶えず微生物を運び、交差感染を担っているのです。

●手洗いの代わりに速乾性手指消毒薬を使用しても、同様の効果が得られます。

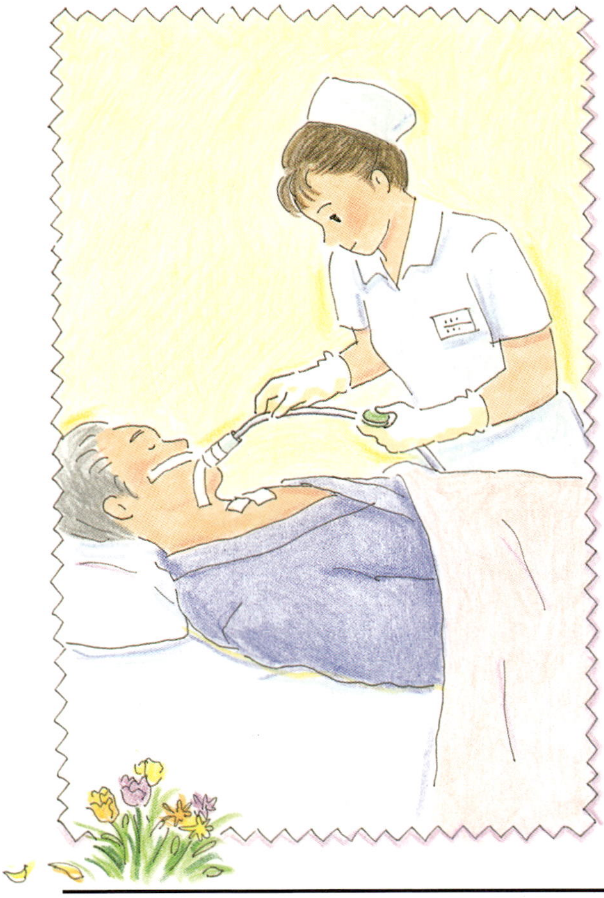

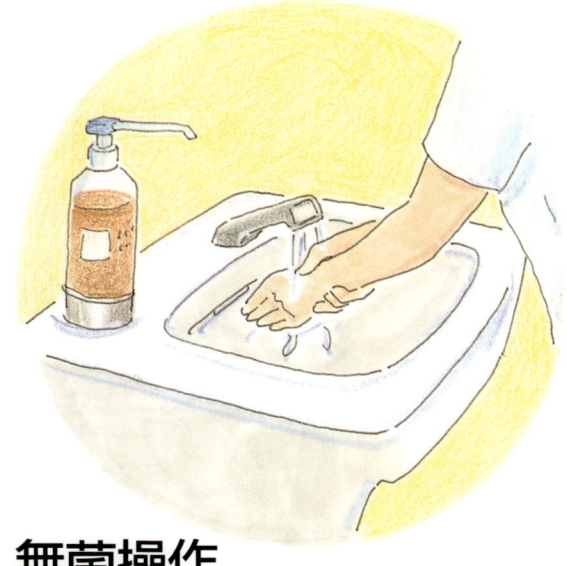

無菌操作

●医療の高度化に伴い、体内へのカテーテル挿入など、生体の自然な防御機能を低下させる処置も多くなっています。医療者が、確実に無菌操作を行うことが大切です。

●感染を予防するにあたっては、

①菌が濃厚に存在するところに着目し、それが周辺に広がらないようにすること、

②同一患者の場合は、体のほかの部位へ広がらないようにすること、という2点が大切です[5)]。

たとえば、便に大腸菌が分離されても問題にはなりませんが、それが医療者の手指を介してカテーテルや器具を汚染し、肺や膀胱に達すると感染が起こります。同一患者にケアを行う際も、必ず、清潔部位から不潔部位のケアを行うこと、一行為一手洗いを徹底することが大切です。

●菌に濃厚に接触する場合は、“菌を広げない”という原則を踏まえれば、自ずと適切な行動をとることができます。

隔離/保菌者対策

隔 離

●隔離の目的は、感染しやすい患者を周囲から守ることであり、同時に感染者からほかの人への菌の広がりを防ぐことです。

●感染源である患者を隔離する（感染源隔離）場合と、易感染性患者を周囲から隔離する（保護隔離）場合があります。

●隔離方法は、病原体の特徴や伝播性、患者の感受性、疾病の経過によって異なります。

●同じ微生物に感染している患者同士を、同室に管理する方法もあります（コホート隔離）。

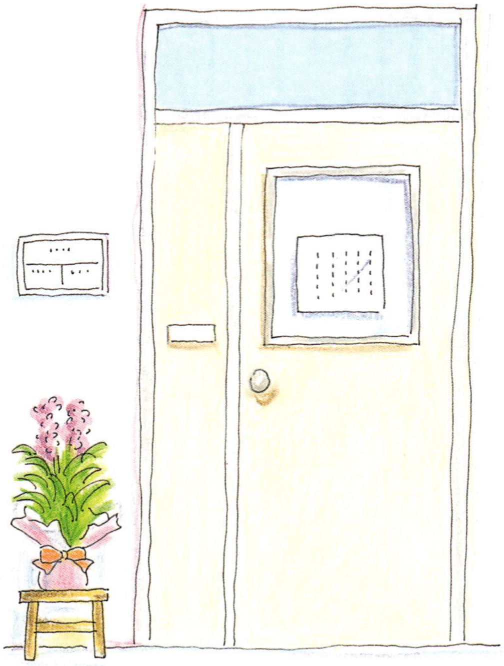

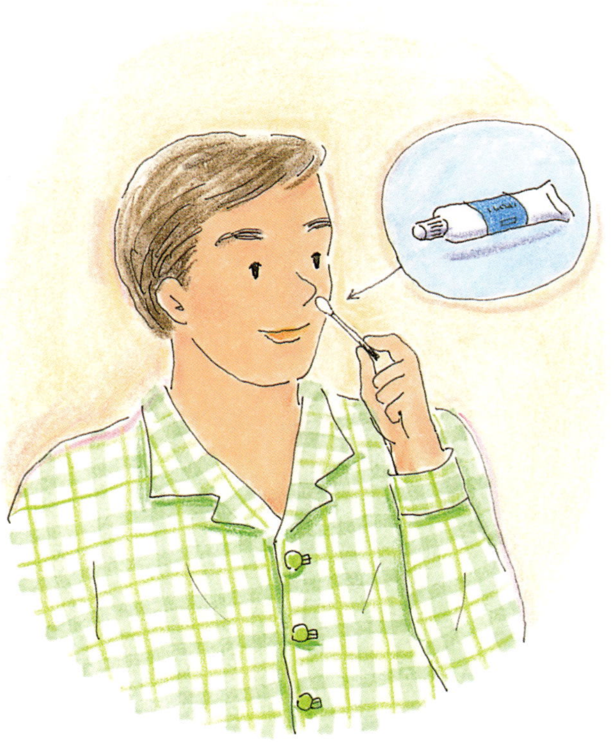

保菌者対策（MRSA）

●自分が持つ菌が原因となる内因性感染（自己感染）と、ほかの患者や医療者を介する外因性感染（交差感染）があります。感染様式は接触感染です。

●MRSAは人の鼻腔、咽頭、皮膚、消化管などに定着し、易感染性患者に感染症を起こす可能性があります。鼻腔の常在菌が、内因性感染にも外因性感染にもかかわっているといわれます。手術前のMRSA保菌者の鼻腔の除菌は効果があります。

●鼻腔の除菌に、鼻腔用除菌薬が効果をあげています。ただ、欧米で耐性菌の出現が報告されており、鼻腔除菌に限定した正しい使用が望まれます。

●保菌者の周囲の菌量を減少させるため、特に皮膚の落屑、咳、失禁などがある場合は、頻回に寝衣・シーツ交換を行います。

●可能なら入浴を行うことも必要。創がある患者さんはシャワー浴にし、入浴時間の最後に入るか、入浴後に浴室の清掃を行うなどの対策が必要です。

器具・環境の清浄化

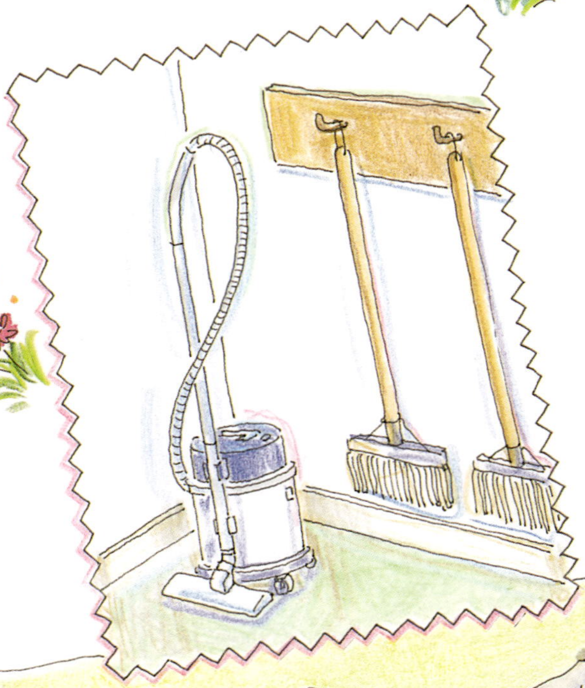

●患者が使用した器具・物品は、使用目的に応じて感染リスクを分類し、レベルに応じた処理法を実施することが必要です（P.43参照）。

●環境の清掃は、細菌で汚染した空気やほこり、床、装置、備品など、環境表面に付着した細菌を取り除く効果があります。

●環境清浄化の目的は、微生物や有機物を清拭や洗浄により、物理的に除去することです。

●消毒薬を使用することより、日常の一般的な清掃を、人が触れるところを意識して確実に実施することが先決です。

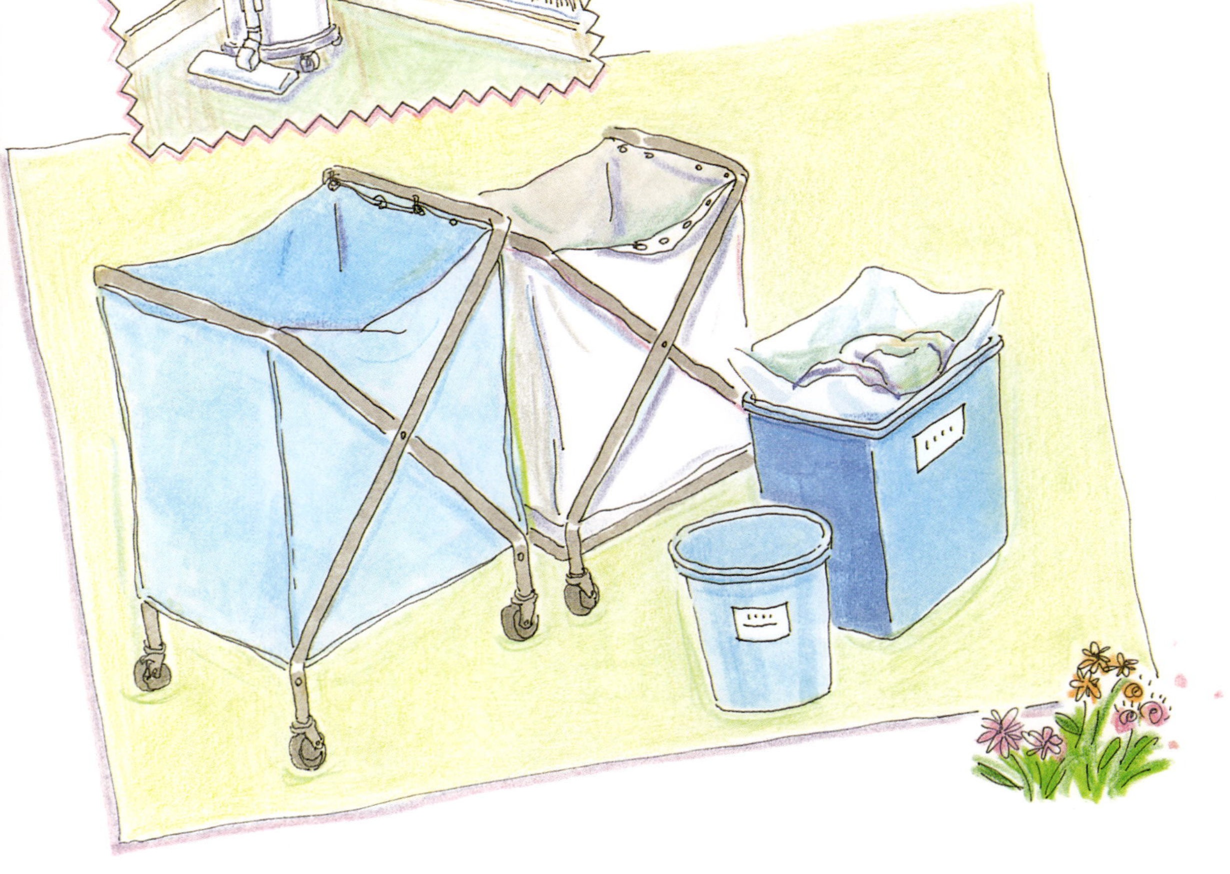

PART-3

感染予防の基本手技

Basic Skills for the Prevention of Hospital Infection

感染を予防するために、もっとも基本的で重要な手技は、〝手洗い〟。そして、感染リスクの程度に応じて、防具の使用、消毒・滅菌、隔離などを行います。器具や環境を清浄にしておくことも、もちろん必要になります。
こうした感染予防の具体策は、どれも医療者にとって日常的で基本的なことです。感染の知識をベースに、基本的な手技を徹底的に実行することが院内感染を予防します。
手洗いをはじめ、清掃やリネン、廃棄物の処理、マスクや手袋の適切な使用法などを、もう一度見直してみませんか？

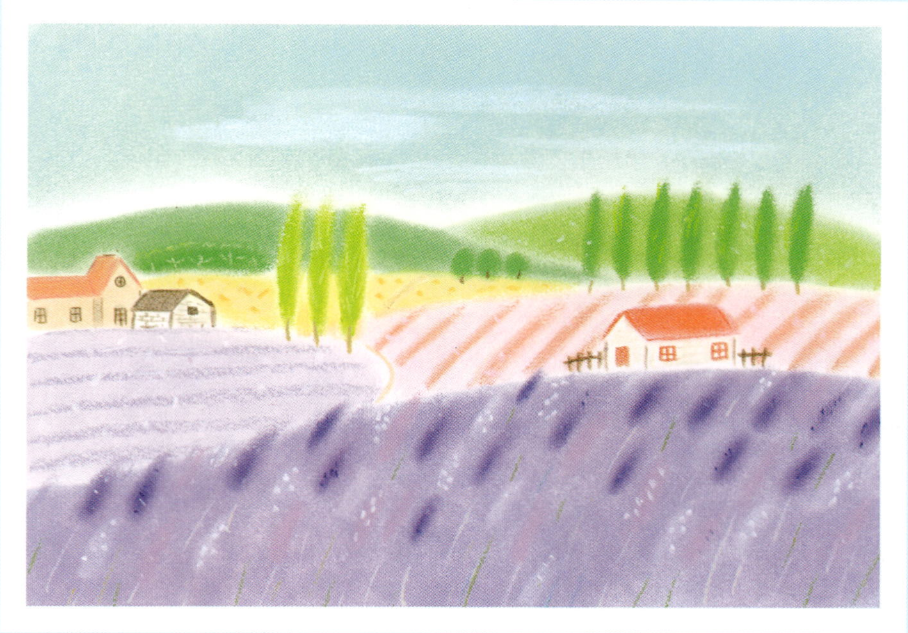

感染の予防は、手指衛生から始まります

ナース自身が、患者さんに病原体を持ち込まないようにするため、いちばん効果的な方法は何でしょうか？

実は、もっとも効果的な方法が〝手洗い〟なのです。仕事を始める前、注射を準備する前、創傷処置の前後、配膳の前、排泄ケアの後、仕事が終わった後、etc。ひとつの行為の前後は、手洗いが必要になります。

流水と石けんで手洗いを行うことによって、手の表面についた一過性菌を除去することができます。また、消毒薬を使えば、普段から手の表面にいる正常細菌叢を減少させることもできます。

手指衛生の基本は、物理的な汚れを取り除くことです。手が目にみえて汚れているか、蛋白性物質または血液、その他の体液で汚れた時には非抗菌性石けんと水、または抗菌性石けんと水で汚れを取り除きます。

手が目にみえて汚れていない場合に限って、アルコールベースの擦り込み式手指消毒剤を使用した手指衛生も効果的です。爪を短くし、時計やアクセサリーなどをつけないことも、手洗いを効果的にします。

また、手術前の手洗いでは、一過性菌や正常細菌叢の除菌もできる手指衛生が必要になります。

これまでは、ブラシと消毒薬を用いた手洗いが推奨されていましたが、最近では手荒れのリスクを減らす目的で、ブラシを用いない手洗い方法が推奨されています。

抗菌石けんと流水で2～6分かけて両手と両腕を洗う方法、または両手と前腕を非抗菌石けんで予備洗浄して完全に乾かした後、アルコールベースの手指消毒剤を完全に乾くまで、手指にくまなく擦り込む方法があります。

手の皮膚の細菌叢

常在菌	一過性菌
表皮ブドウ球菌	黄色ブドウ球菌
ミクロコッカス	化膿連鎖球菌
ジフテロイド	緑膿菌
など	大腸菌　など

洗い残しやすい部位[6)]

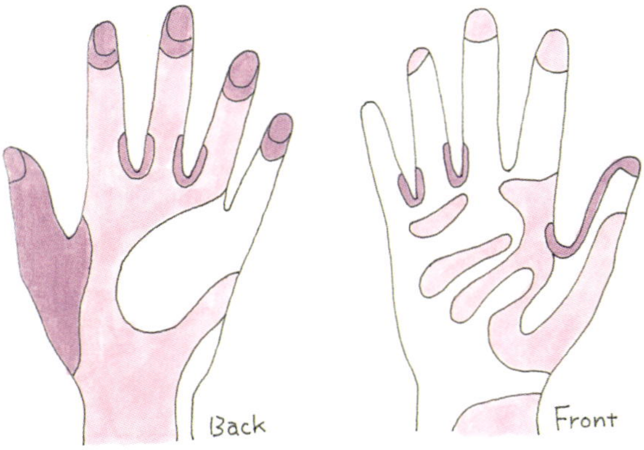

きちんと洗えない部分
きちんと洗えないことが多い部分
きちんと洗える部分

流水と石けんによる手指衛生

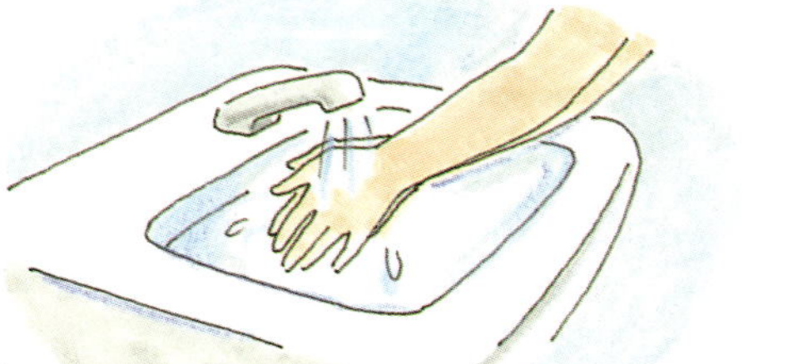

1 まず、衣服が水槽に触れないように立ち、手全体と手首をぬらします。手は肘より下になるようにします。

2 石けんをよく泡立てます。
手掌・甲はもちろん、指先・手首も忘れずに洗います。
指は親指から始め、指の間、次の指へと洗います。
前腕は、肘付近まで洗うこと。

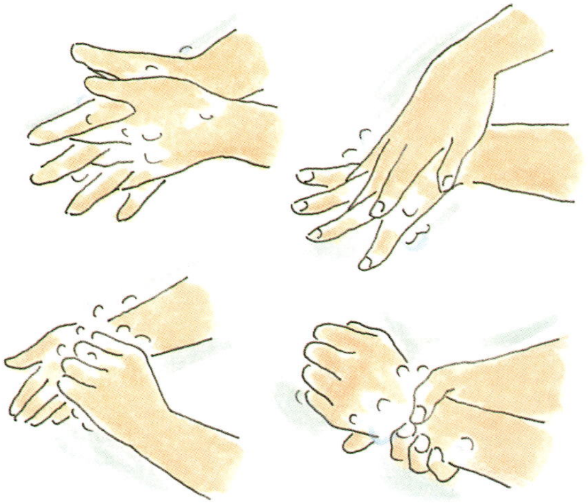

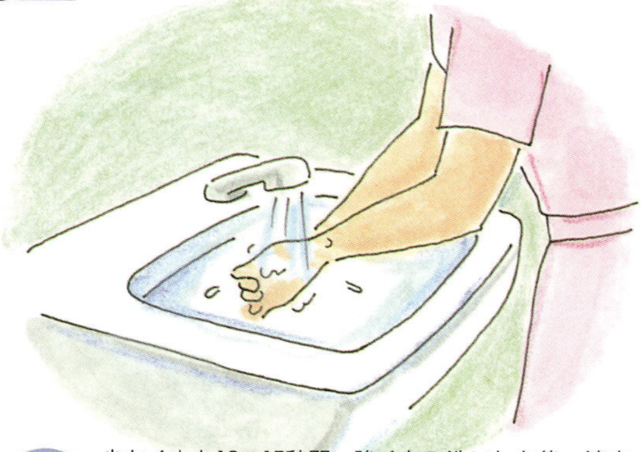

3 少なくとも10〜15秒間、強くもみ洗いした後、流水下で手をこすり合わせ、石けんで洗った部位を、十分に洗い流します。

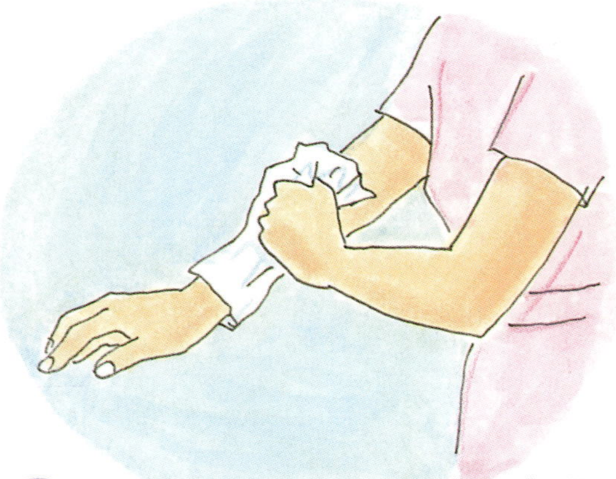

4 ペーパータオルで、水をふきとります。指、指の間、手首は、特によくふいて乾かします。水栓はペーパータオルを当てて閉め、タオルは所定の容器に捨てます。

擦り込み式手指消毒剤による手指衛生

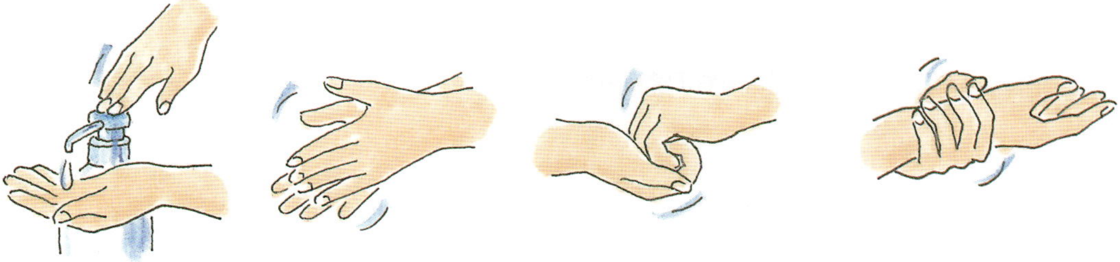

擦り込み式手指消毒は決められた量の消毒薬を手にとり、指先・手掌・手背・指間・爪・親指・手首と、手のすべての表面に消毒薬を乾くまで擦り込みます。

“隔離には個室が必要”と思い込んでいませんか?

隔離というと、ナースは、
「患者さんを個室に移して、ガウンやマスクを使い、はきものも変えて…」
と、考えることが多いのではないでしょうか?
隔離は、一言でいえば“感染経路を断つこと”。空気感染、飛沫感染、接触感染という感染のルートを断ち切ることが、すなわち隔離なのです。
もちろん、手洗いや手袋の使用、ガウンやマスクの使用なども、広い意味で隔離法のひとつです。

患者さんが感染症であるかどうかにかかわらず、すべての患者さんに対して感染予防策をとることが必要です。
予防策の内容は、それぞれの医療行為によってレベルが異なります。たとえば、血液・体液に接する可能性がある場合は、手洗い、ゴム手袋。さらに飛沫感染の危険性がある場合は、マスク、エプロンを着用します。
患者さんが、感染性の強い病原体に感染していたり、それが疑われる場合は、感染経路別の予防策(P.25~27)も行います。

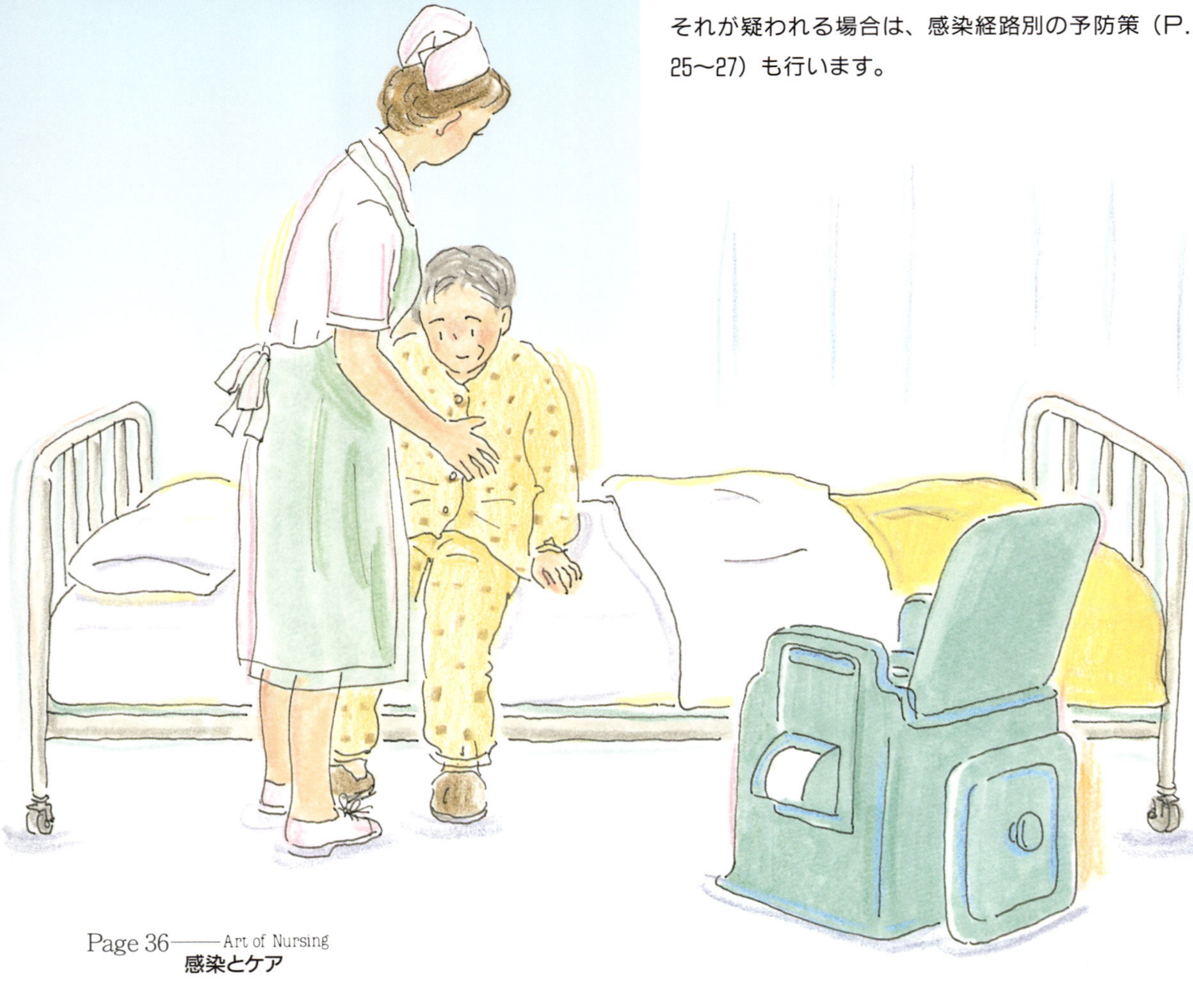

標準的な感染予防策

隔離による感染予防を確実に行うためには、手洗いや防具を適切に利用することが必要です。
ただ、過剰な防護は患者さんにストレスをかけ、コストの無駄にもなるので注意を。

手洗い

ひとつの行為の前後に、必ず手洗い

感染予防の基本は、何といっても手洗いです。目にみえて手が汚染されていないときには、手洗いの代わりにアルコールベースの擦り込み式手指消毒剤の使用も有効です。
患者さんに接する前後には、必ず手指衛生を行う習慣を身につけたいもの。
"一行為一手洗い" の心がけを！

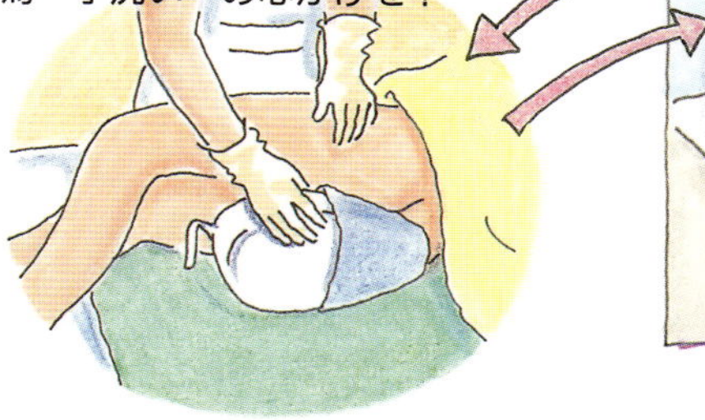

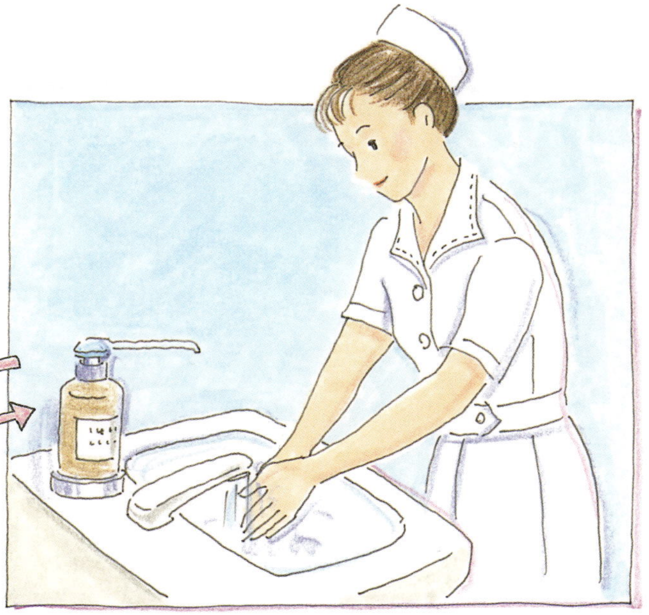

手袋

血液・体液・排泄物には、手袋を

血液・体液・排泄物に触れる時には、患者さんの区別なく、必ず手袋を装着します。手袋は未滅菌の使い捨てのもので、ひとつのケアが終わるごとに交換します。注意したいのが、手袋は手洗いの代わりにはならないということ。
"一行為一手袋" と "装着前後の手洗い" が原則です。

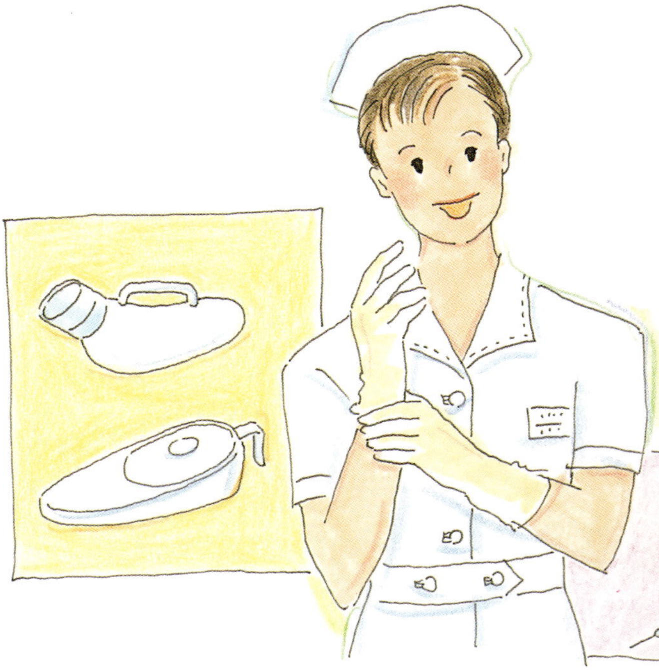

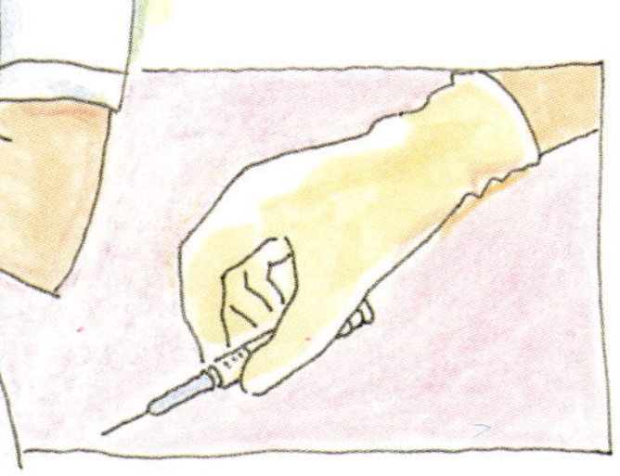

ガウン・エプロン

飛沫感染予防に、ガウン、エプロン

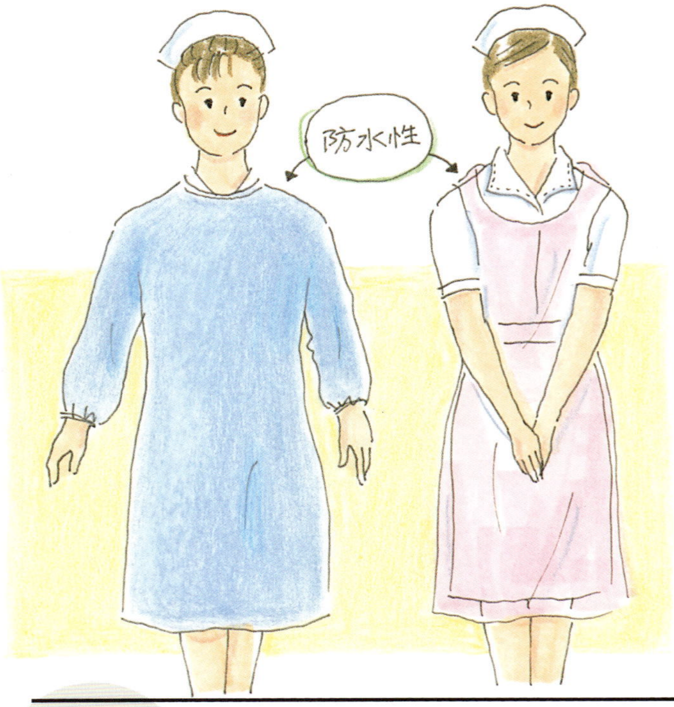

血液や体液が飛び散ったり、白衣が汚染されるようなケアを行う時は、どんな患者さんであっても、防水性のガウン、エプロンを装着します。布製のものは、ぬれると病原体が付着・浸透するので、避けたいもの。

感染リスクの高い患者さんに対しては、医療従事者からの感染を防ぐという意味では患者さん自身が手洗い、うがいをきちんと実行していれば、ガウン、エプロンを装着する必要はありません。患者さんが手洗い・うがいを実行できない場合や、密着してケアする際には標準予防策に準じて使用します。

マスク

空気や飛沫による感染予防に

医療者が結核など空気感染の可能性のある患者さんに接する場合には、結核用マスク（N95マスク）を着用します。結核用マスクは緻密にできており、時に呼吸困難を引き起こすため、患者さん自身にはサージカルマスクを着用していただきます。

それ以外の患者さんに接する際は、血液・体液が飛び散る可能性がある時に、サージカルマスクを使用します。マスクは、ぬれたらすぐに交換することが大切です。

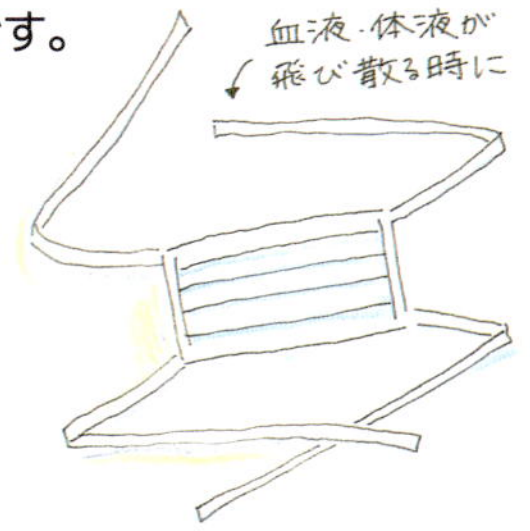

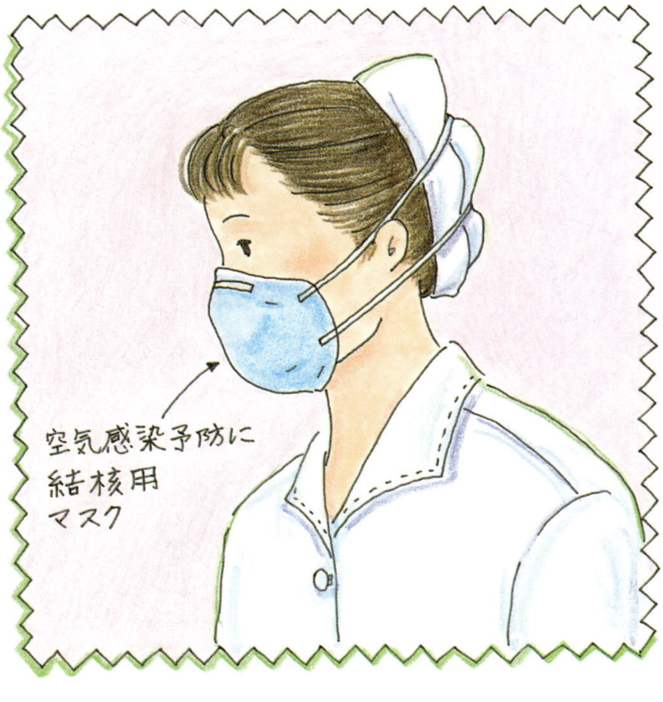

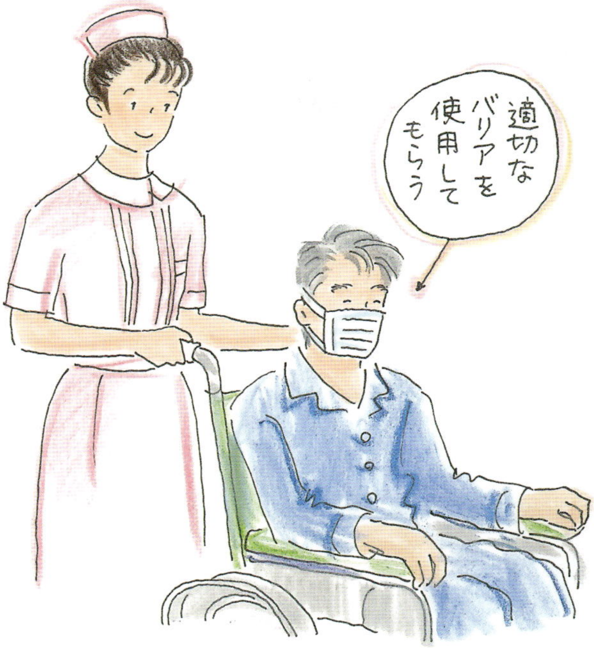

患者配置・移送

適切な患者さんの配置を

患者さんが感染対策に協力できない時、環境を汚染させる可能性が高い時（たとえば、咳嗽が多い気管切開の患者、失禁している下痢患者、洗浄を行っている創感染患者など）は、個室管理が望ましくなります。

個室がない時には、感染の伝播形式や1室の患者数などを検討することが大切です。

また、そのような患者さんを部屋から移動させる際には、マスクや包帯など適切なバリアを患者さんに使用してもらい、患者さん自身が感染防止に協力できるよう教育することも大切です。

ケアに用いた器具・物品

適切な器具・物品管理を

患者さんのケアに使用した器具・物品の再使用については、滅菌・消毒の項（P44～45）を参照し、感染リスクに応じて対処します。

廃棄が必要になった感染性物質による汚染の可能性があるものや鋭利なものは、職員や他の患者への曝露を防ぎ、環境の汚染を防ぐため、適切に処理を行います（P52～53参照）。

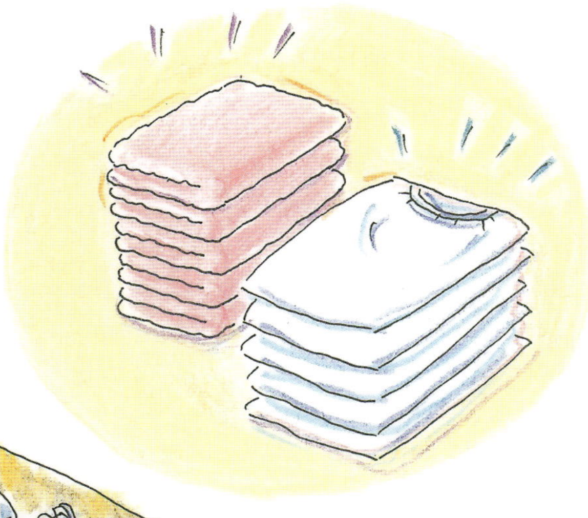

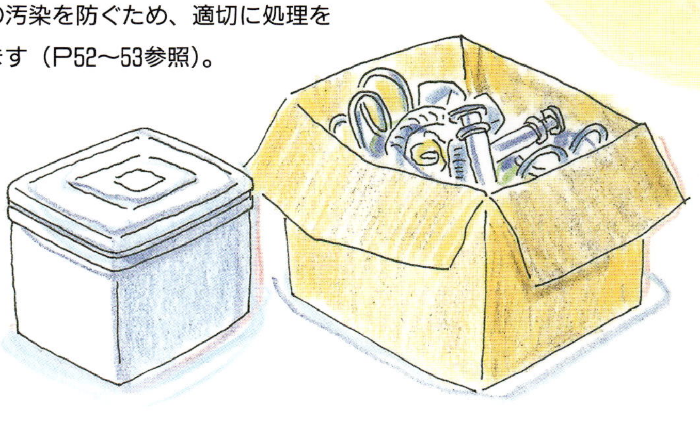

個室隔離が必要な患者さんは、それほど多くありません

すべての患者さんにスタンダードプリコーション（標準的予防策：P.24）を実行するなら、個室に隔離しなければならないケースは限られてきます。

空気感染の可能性がある場合

●室内に手洗い、トイレ設備があり、陰圧に保つ設備のある個室に隔離します。

●陰圧設備がない場合にはドアを閉め、人の出入りを最小限にします。ほかの部屋と通じないように換気を適宜、行います。

●部屋の外に患者さんが出る時には、患者さんにサージカルマスクを着用してもらいます。

接触・飛沫感染の可能性がある場合

●腸管感染症、インフルエンザなど病原性の強い微生物に感染した患者や、周囲の環境を著しく汚染する可能性がある場合などは個室に隔離します。

●個室隔離が不可能であれば、同じ微生物に感染している患者同士を集団隔離したり、パーテーションやカーテンなどを利用して厳重なスタンダードプリコーションを実践します。

●部屋の外に患者さんが出る時には、患者さんに適切なバリア（マスク・包帯など）を使用します。

感染リスクの高い患者さんの場合

●化学療法によって好中球が低下していたり、免疫力が著しく低下しているなど、周囲からの感染を受けやすい患者さんには、適切な空気の管理が必要な場合があります。

●特別な隔離は必要ありませんが、アスペルギルス肺炎などの予防のため、ラミナエアフローなどの空調が必要です。

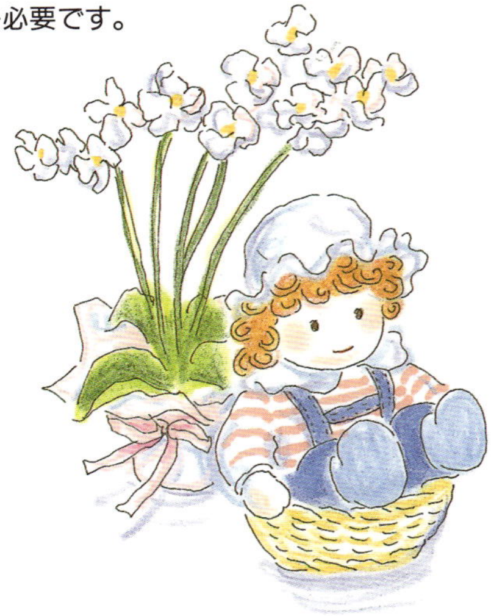

創傷の密閉も隔離？

明らかに感染源となりうる部分だけを確実に密閉することも、隔離法のひとつと考えられます。
たとえば、MRSAが創傷から検出されても、その部分だけを滲出液がもれないように防水性のドレッシング材で密封すれば、菌の周囲への拡散を防ぐことができるのです。

隔離の際には、患者さんと家族に十分な説明を!

隔離を行う患者さんとその家族には、事前に十分な説明が、ぜひ必要です。状況が理解できないまま別室に移されることは、不安や不信、誤解のもとに…。患者さんとナースとの信頼関係にもひびが入りかねません。

また、手洗い、うがい、洗濯など、患者さん自身や家族に必要な感染予防の方法を、具体的に教えます。いっしょにやってみながら、きちんと実行できるのを確認することが大切です。

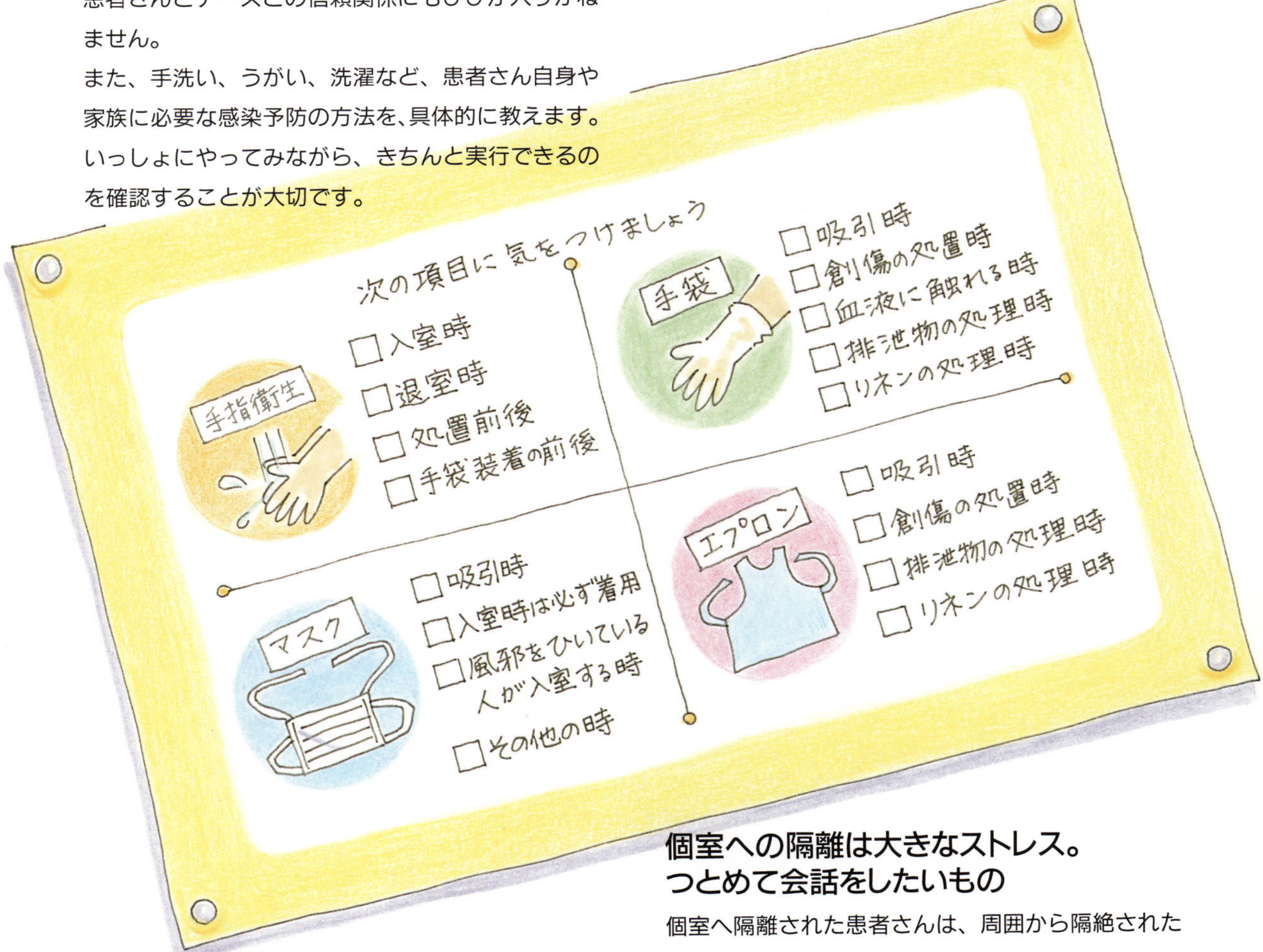
次の項目に気をつけましょう
手指衛生
□入室時
□退室時
□処置前後
□手袋装着の前後
手袋
□吸引時
□創傷の処置時
□血液に触れる時
□排泄物の処理時
□リネンの処理時
マスク
□吸引時
□入室時は必ず着用
□風邪をひいている人が入室する時
□その他の時
エプロン
□吸引時
□創傷の処置時
□排泄物の処理時
□リネンの処理時

個室隔離の病室は、隔離中であることを表示

患者さんを隔離した病室は、どのような感染予防が必要かがわかるように表示をします。また、必要な防護策のチェックリストなども、併せて表示すると効果的。医療スタッフだけでなく、家族や面会者にも注意を促すことができます。

患者さんと接するすべての人々が、同じレベルで感染予防に気をつけてこそ、隔離効果が高まります。

個室への隔離は大きなストレス。つとめて会話をしたいもの

個室へ隔離された患者さんは、周囲から隔絶された不安や孤独を感じやすく、ストレスが高まっていきがち…。

ナースは病室を訪れたら、病状を観察するだけでなく、患者さんがどんな気分・心理状態で過ごしているのか、観察を。つとめて会話を持ち、気分転換をしていただくことが大切です。

「○月○日の検査結果がよければ、大部屋に移りましょう」

など、期間を決めて目標を持つようにします。

滅菌・消毒は、感染リスクに応じて使い分けを

病院は、易感染性患者と、すでに感染している患者が、常に集合している場所。交差感染を予防するためには、患者が使用した後の汚染器具・器械、環境を適切に処理することが必要になります。

器具・器械、環境には、感染リスクの高いものもあれば、低いものもあります。高リスクのものは、できるかぎりディスポーザブルにしたいものです。再使用しなければならない場合は、感染リスクの高低に応じて、滅菌・消毒・洗浄と処理法を使い分けることになります。処理法によって、微生物の残存数が異なります。

汚染器具の処理法

滅菌

すべての微生物が死滅すること

消毒

3つの消毒法に分けられる

- ●高水準消毒：多数の細菌芽胞を除く、すべての微生物を殺滅する
- ●中水準消毒：芽胞以外の結核菌、栄養型細菌、多くのウイルスと真菌を殺滅する
- ●低水準消毒：ほとんどの細菌、数種のウイルス、数種の真菌を殺滅する。結核菌や細菌芽胞などは殺滅しない

洗浄

汚れや微生物を物理的に除去すること

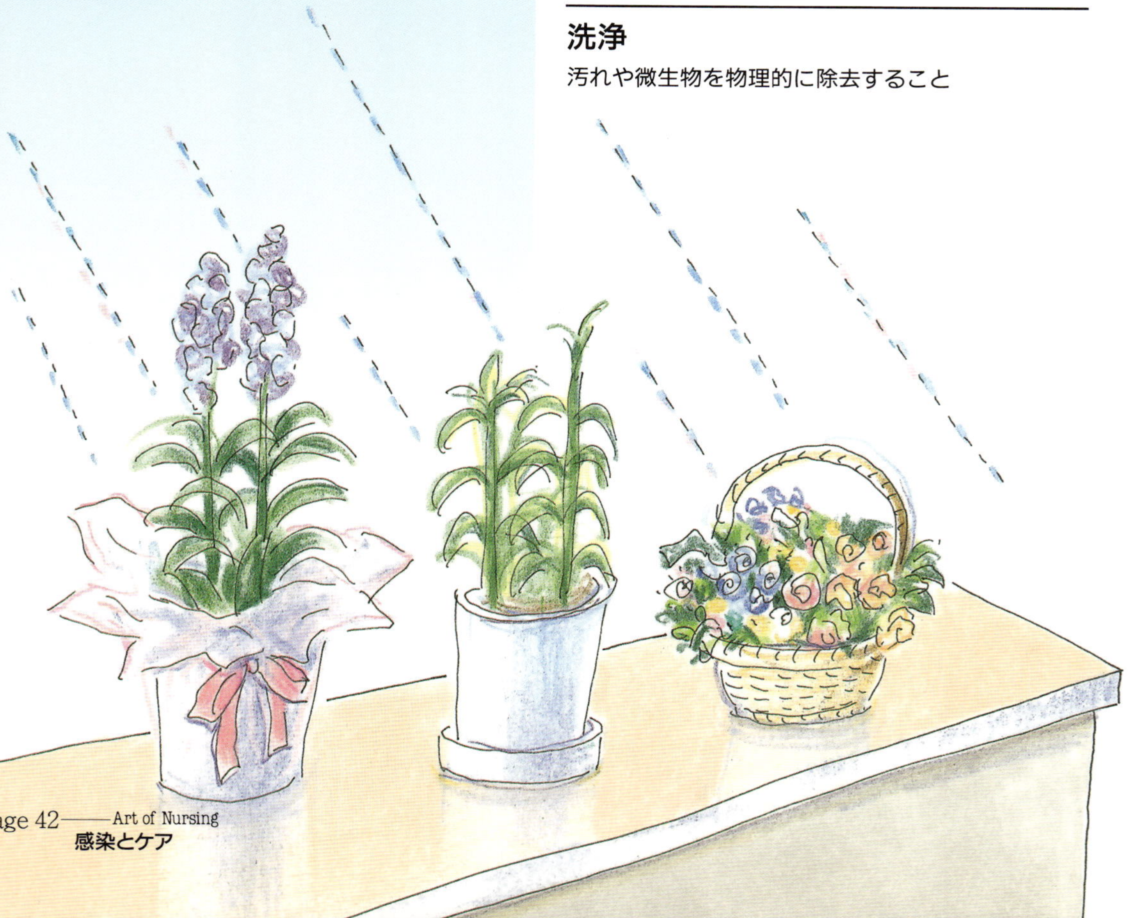

感染リスクの分類[7]

高リスク
クリティカル

無菌の組織、または血管系に挿入されるもの

[ex.]手術器械・外科的処置に使用する器械・カテーテル・ドレッシング材

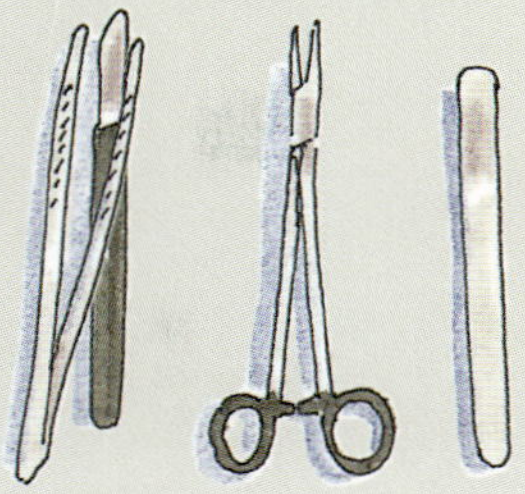

滅　菌

中間リスク
セミクリティカル

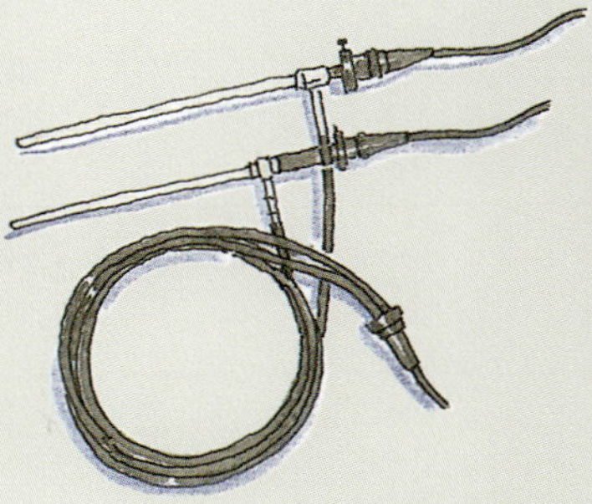

粘膜・体液に接触するもの。または、毒性の強いものや感染力の強い病原体に汚染されたもの

[ex.]内視鏡・呼吸器回路

高水準消毒
中水準消毒

低リスク
ノンクリティカル

傷のない正常な皮膚に接触するもの。患者や患者に直接かかわりのあるものに密接に接触しないもの

[ex.]トイレ・寝具・リネン・洗面台・浴室・便器・尿器・吸引器

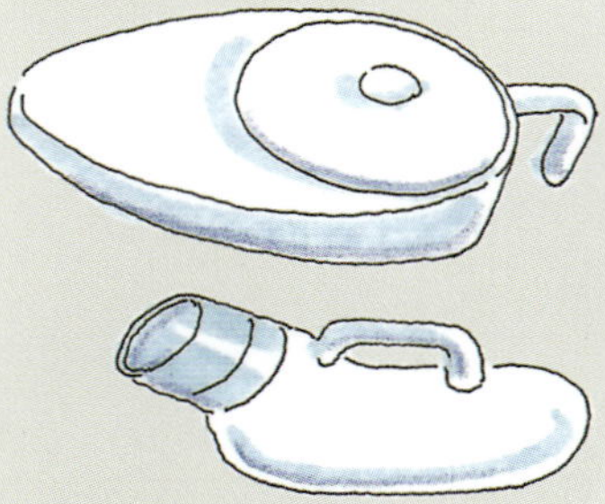

低水準消毒
洗　浄

[ex.]床・壁・天井

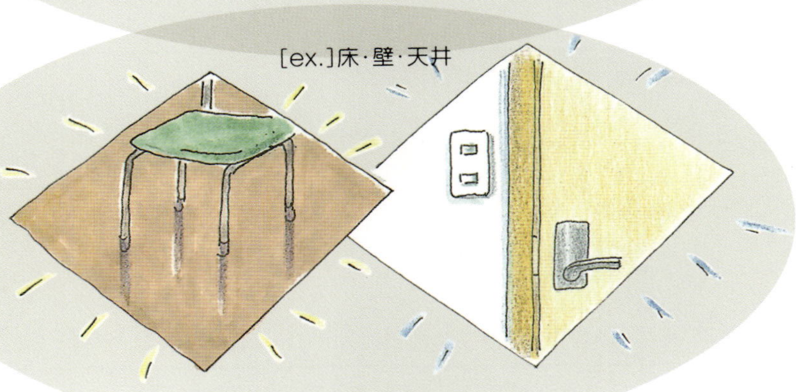

滅菌法

滅菌法には高圧蒸気滅菌、乾熱滅菌、酸化エチレンガス滅菌、低温プラズマ滅菌がある。

高圧蒸気滅菌

適応	高温高圧水蒸気に耐えうるガラス製品・磁器・金属製品・ゴム製品・紙製品など
特徴	飽和水蒸気の条件下で115℃30分、121℃20分、126℃15分が一般的に行われている
長所	①熱容量が大きく、滅菌に必要な大量かつ高温の蒸気が得られる ②無害で使いやすく、殺菌力が大きい ③蒸気のため、熱の浸透性に富んでいる ④温度を制御しやすく、安定している
短所	高温・湿気に耐えられないものは滅菌できない

乾熱滅菌

適応	高温に耐えうるもの
特徴	乾熱空気中で加熱する

酸化エチレンガス滅菌

適応	高圧蒸気滅菌ができないもの。耐熱性や耐湿性の低いカテーテル類、内視鏡、 麻酔関連器材、カメラ、腹腔鏡下手術器材など
特徴	酸化エチレンガスという毒ガスを使用するため、安全対策を十分に施行したうえで適用
長所	①非耐熱、非耐湿器材の滅菌が可能 ②滅菌物の材質には、特に制約がない
短所	①滅菌処理に要する時間が長い ②エアレーションの必要がある ③酸化エチレンを取り扱うため、さまざまな安全対策が必要

低温プラズマ滅菌

適応	金属製品、プラスチック製品など
特徴	酸化エチレンガス滅菌の代替法として、医療機関に導入されている
長所	①非耐熱、非耐湿器材の滅菌が可能 ②滅菌処理に要する時間が短い ③エアレーションの必要がない
短所	①容量が少ない ②過酸化水素水が吸着するため、セルロース製品、粉末、液体、紙には不向き

消毒法

●消毒薬は、有機物が存在すると浸透が妨げられ、作用が低下します。消毒前に徹底的に洗浄し、有機物を取り除く必要があります。

●消毒効果をあげるためには、適切な濃度・時間・温度を保つことが大切です。

●消毒薬には抗菌スペクトルがあり、微生物によっての使い分けが必要です[8)]。ただ、すべての患者の分離菌を調べることは困難。患者が使用した後の汚染器具・器械・環境に対しては、一般細菌を対象とした処理を行います。
菌が特定される場合は、対象微生物別に処理を行います。

●消毒薬の過剰使用は経費の無駄であるばかりでなく、廃水が環境に悪影響をもたらします。

消毒薬による消毒法とその効果

消毒の分類	消毒薬	一般細菌	緑膿菌	結核菌	真菌	芽胞	B型肝炎ウイルス
高水準	グルタラール	○	○	○	○	○	○
中水準	次亜塩素酸ナトリウム	○	○	○	○	△	○
	エタノール	○	○	○	○	×	○
	ポビドンヨード（生体）	○	○	○	○	×	○
低水準	第四級アンモニウム塩	○	○	×	△	×	×
	グルコン酸クロルヘキシジン	○	○	×	△	×	×
	両面界面活性剤	○	○	△	△	×	×

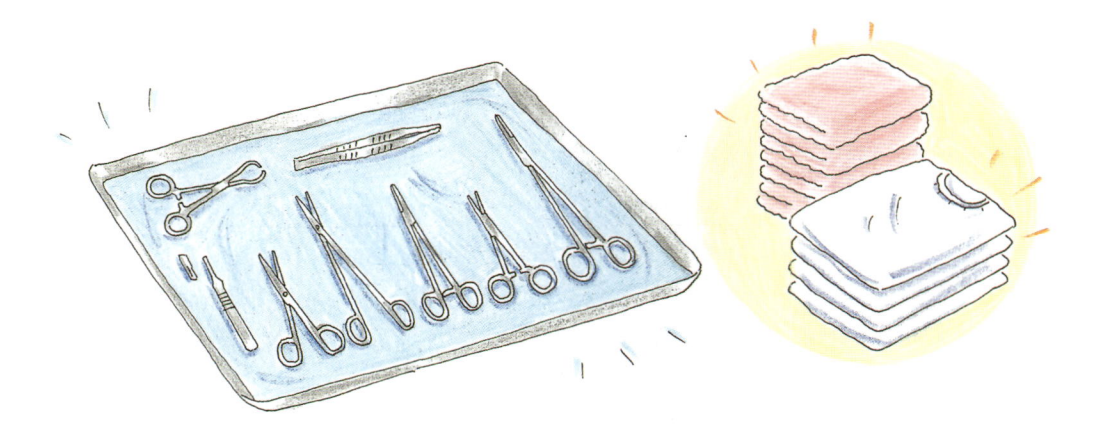

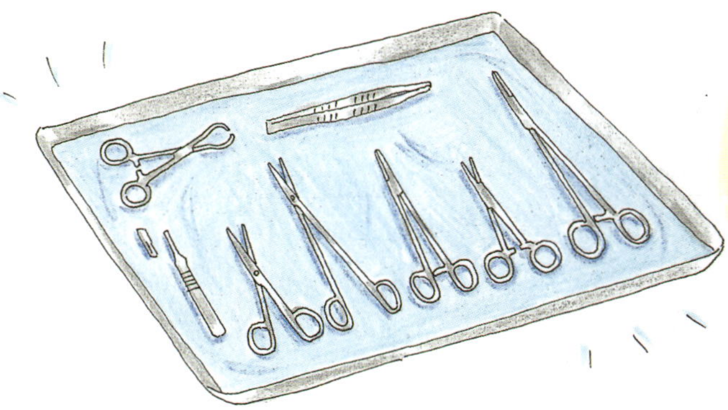

環境清浄化のポイントは、清掃をきちんとすること

施設の環境を清浄に保つことは、アメニティーの向上ばかりでなく、微生物の増殖防止や汚染防止に、とても大切です。
施設の環境は、感染リスク（P.43）からみると、低リスクに分類されます。ただ、室内から検出される微生物数は、出入りする人数と密接に関連しているといわれます。

下の図は、洗浄剤を使ってモップをかけると床上の微生物を80％除去できること、消毒薬を使用すると微生物の99％を除去できることを示しています。ただし、いずれの場合も人の出入りがあると再汚染は急速に進み、1～2時間で元の菌数に戻ってしまいます。

環境を清浄化するには、必要以上に消毒するより、物理的に除菌すること、つまりふきとるほうが合理的・経済的ということになります。

ごみやほこり、浮遊塵は、微生物の培地・温床となります。
たとえば、MRSAなどのブドウ球菌系の細菌は、ごみやほこりなどの有機物にくるまり、乾燥状態で約1か月も生存します。緑膿菌は乾燥に弱く、洗面台など湿気のある場所で生存・増殖します。
環境の清浄化には、ごみ・ほこりを取り除き、乾燥状態を保つことが大切です。

洗浄剤または消毒薬で掃除した床の細菌数（午前10時に掃除）[10)]

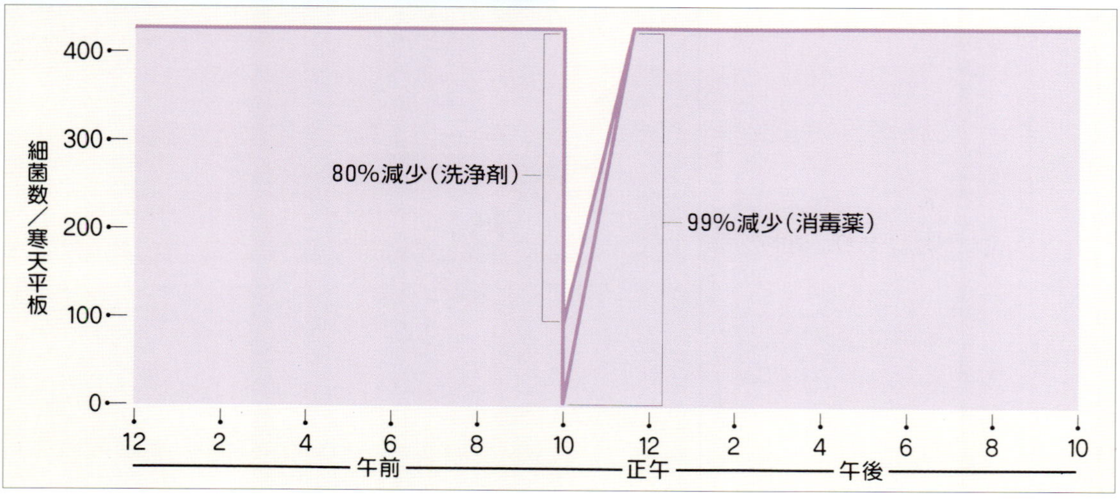

病院清掃のポイント

1 きれいな場所から、汚い場所へ

たとえば、一般患者の病室→感染症患者の病室→汚物室と、清掃を進めます。

2 手の触れる部分は念入りに

ドアノブやベッド柵、オーバーテーブルの表面や電気スイッチなど、手の触れる頻度の高いところは洗浄剤、または消毒薬入り洗浄剤で随時、清拭します。

3 ちりやほこりをたてない

日常の床清拭は湿式清掃を行うか、真空掃除機を使用して、ほこりをたてずに行います。モップは、取り外し可能なものを使用。一定の区域を清拭したら新しいモップに交換し、汚れを広げないように注意。使用後は必ず、洗浄して乾かします。

4 床は乾いた状態に

汚れた水で汚染を拡大したり、歩行者が転倒することのないよう、床は清拭した後、乾いたモップで水分をふきとります。

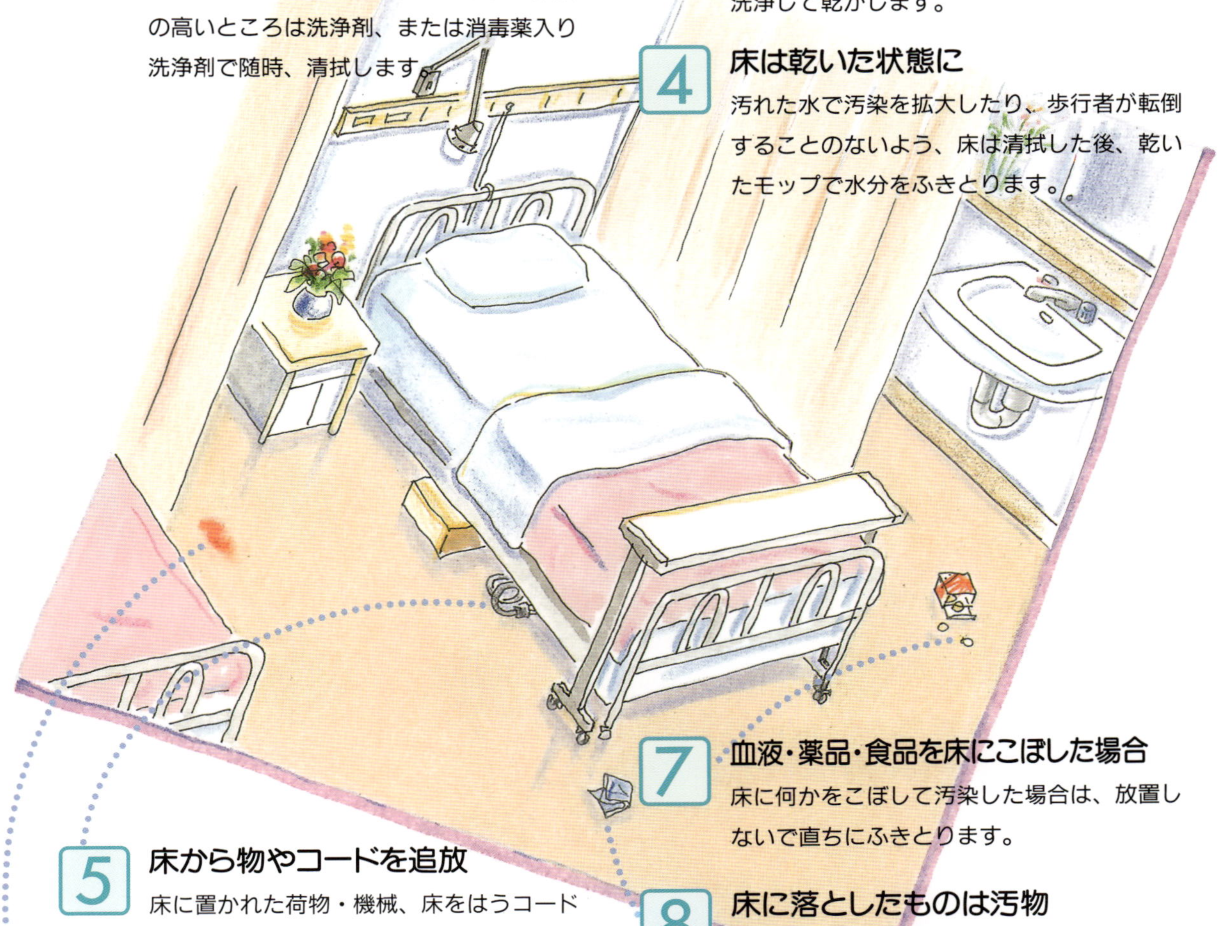

5 床から物やコードを追放

床に置かれた荷物・機械、床をはうコードはほこりがたまり、清掃の妨げに。床にはコード類をはわせないようにします。

6 血液が付着した床・壁は

床や壁に血液が付着した場合は、紙や布で汚れをふきとってから、塩素系薬品で清拭をします。

7 血液・薬品・食品を床にこぼした場合

床に何かをこぼして汚染した場合は、放置しないで直ちにふきとります。

8 床に落としたものは汚物

毎日清掃しても、床は清潔区域とはなりえません。床に落ちたものを患者さんに渡すようなことは、禁物です。

9 洗面台は乾いた状態に

洗面台はなるべく清潔に、乾燥した状態にします。

知っておきたい 病院内の具体的な清掃法

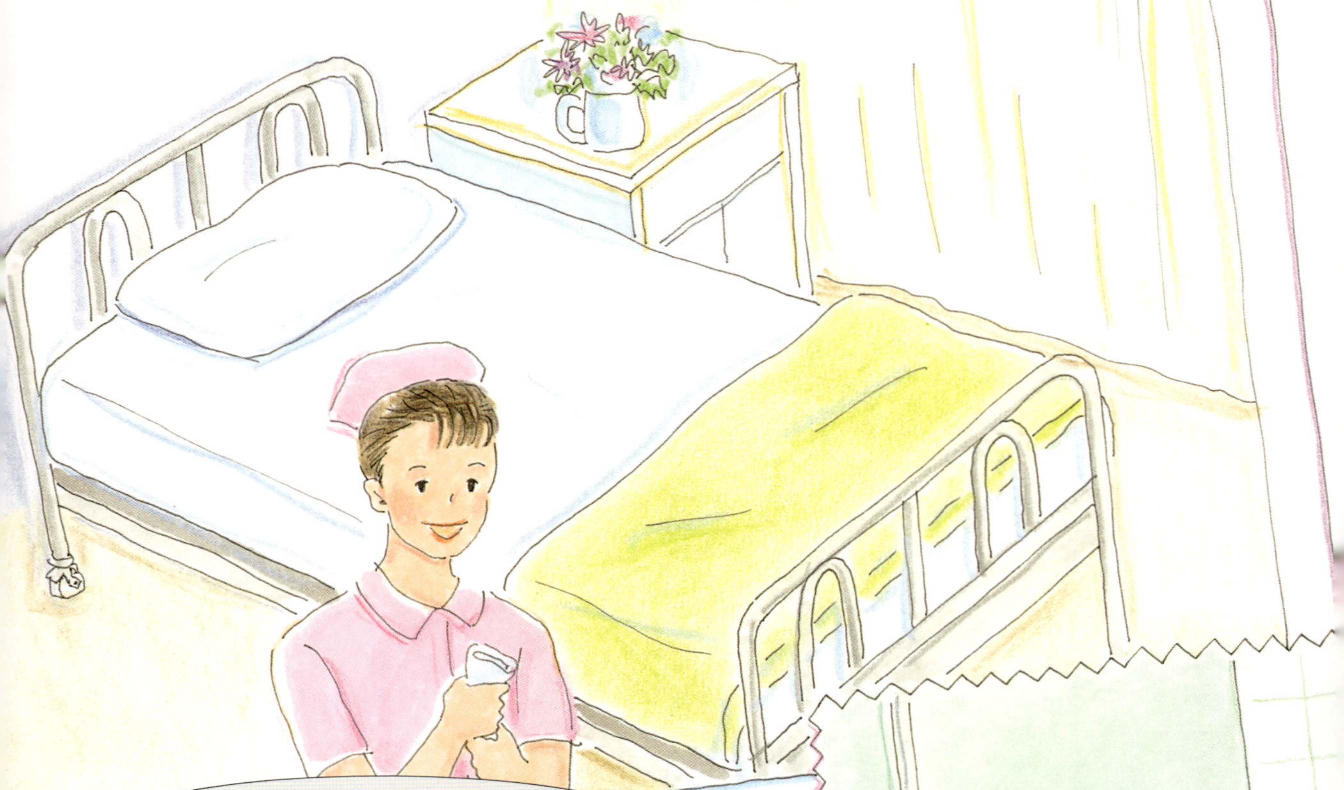

ベッド・リネン・カーテン

ベッドの清掃は、洗剤で清拭した後、乾燥させます。血液・体液に汚染された場合は、塩素系の薬品で消毒します。

マットレスは洗える素材を選択し、汚染時に交換・洗浄します。汚染が予測される時は、防水性のカバーを使用。リネンは定期的に交換し、汚染時にもそのつど交換します。

疥癬が発症した場合は、リネンは80℃で10分以上熱水洗浄を行います。

カーテンは定期的に交換し、洗濯。感染症患者の部屋のカーテンは、患者が退出した際や目にみえて汚染されたときに取り替えます。

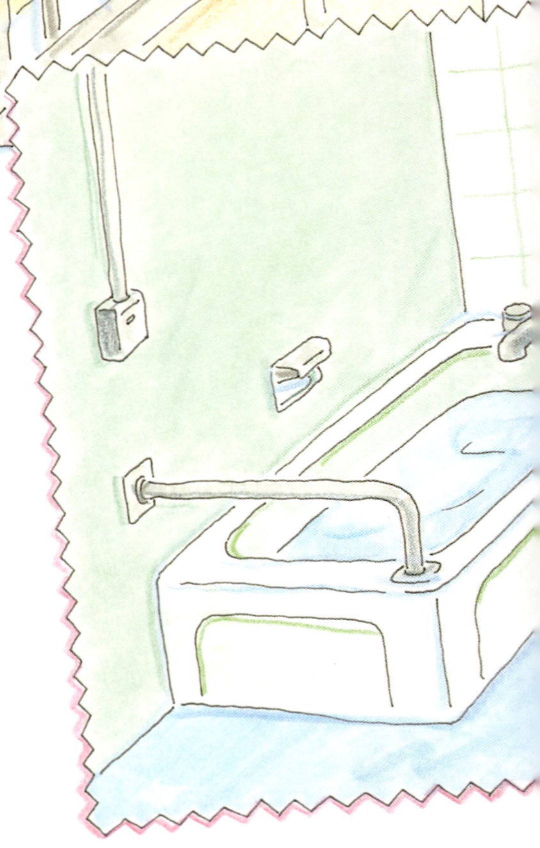

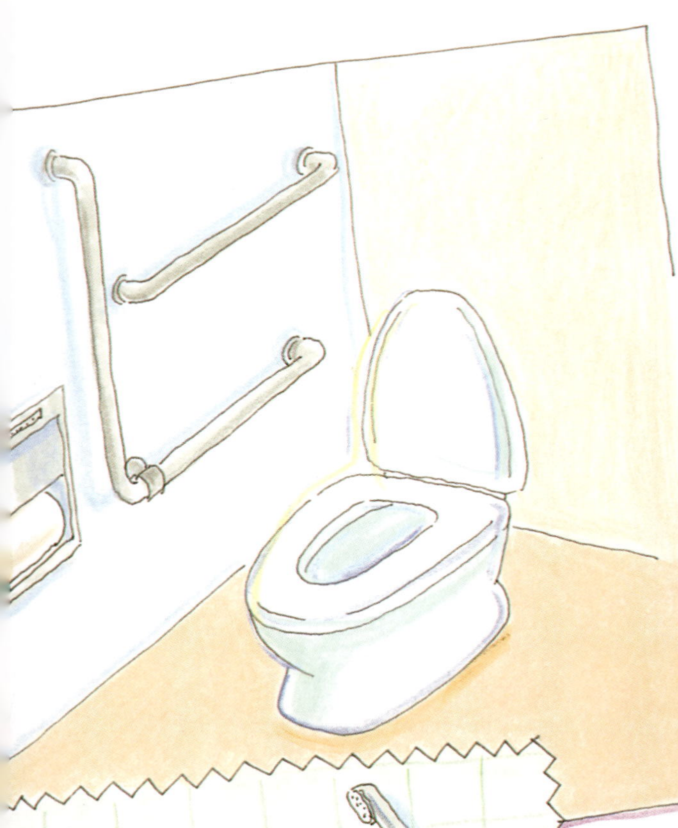

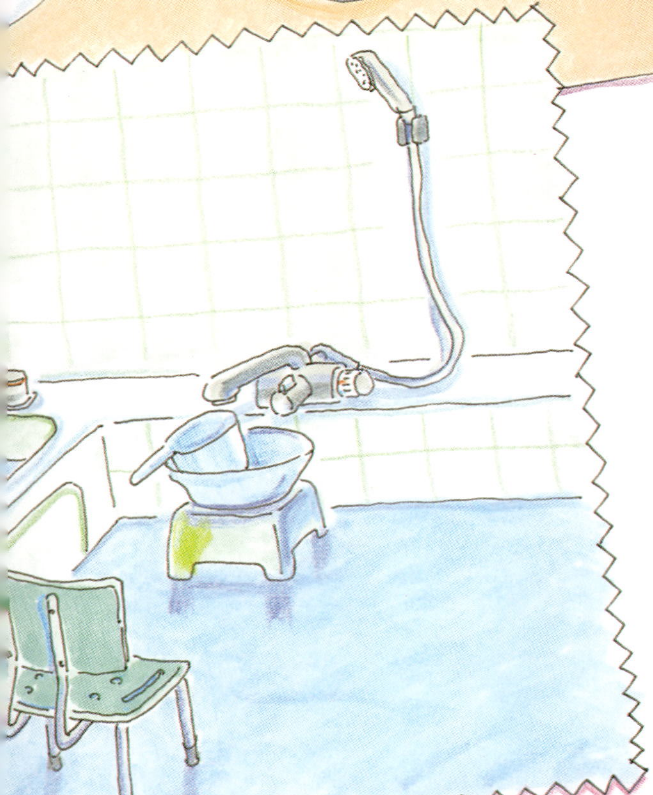

床・壁・天井

普通、床の清掃に消毒薬を用いる必要はありません。一般的な洗浄剤や水を用いた清掃をします。毎日清拭し、十分に乾燥させます。垂直面・逆面である壁、天井は、汚染の程度が低く、定期的な清掃（年数回）と汚染時の清掃で十分です。

トイレ・浴室・浴槽

トイレは１日１回、洗剤を使って清掃し、目にみえる汚染時にも清掃します。腸管感染症患者が使用した後は、便器と周囲を塩素系薬品やアルコールで消毒します。

浴室・浴槽は、一般的な洗剤で清掃。感染症患者の入浴後や、開放創のある患者の入浴前は、塩素系薬品で清拭・消毒します。

感染症患者の病室

肝炎ウイルスやHIVなどの血中ウイルス、MRSAなどの感染症患者の病室で、室内環境を著しく汚染している場合は、塩素系薬品や塩化ベンザルコニウムを使って清拭・消毒します。患者が触れる機会の多いドアノブ、床頭台、ベッド柵なども、感染症に応じた消毒薬で清拭します。グルタラールやホルムアルデヒドなどによる薫蒸・噴霧は効果に十分な信頼性がなく、毒性に対する懸念もあるため、使用はすすめられません。

リネンを処理する際には、汚染リネンと一般リネンの区別を[11)]

リネンによる汚染の拡散を防ぐには、処理の際、汚染リネンと一般リネンの区別をすることが必要です。汚染リネンというのは、感染のあるなしにかかわらず、血液・体液・排泄物で汚染されたリネン、また感染症患者すべてのリネンです。
ただし、法定伝染病など、病毒の疑いの高いリネンは高圧蒸気滅菌処理を院内で実施することが、医療法で定められています。

清拭後のタオルや布おむつは、汚染リネンに分類されます。湿潤状態は、微生物の増殖環境となりやすいからです。
汚染リネンは、水溶性バッグに入れて一般のリネンと区別すると便利。水溶性バッグは、そのまま洗濯機に入れることができます。

洗濯にあたってのポイント

●水溶性バッグは60℃で溶解するため、汚染リネンを入れて、そのまま洗濯機で洗うことができます。
●水溶性バッグの口ひもは水で溶解するため、ぬれた手で触らないようにします。袋がいっぱいになったら、汚染の拡散を防ぐためにも、必ず口ひもをしっかりと結びます。
●マットレス、布団など、水洗いのできないリネンは、防水性のカバーをかけて、汚染を防ぐ工夫をします。
●最近、水洗いのできる毛布、枕などが普及しています。できるかぎり、リネンは温水消毒のできる素材を選ぶことが大切です。

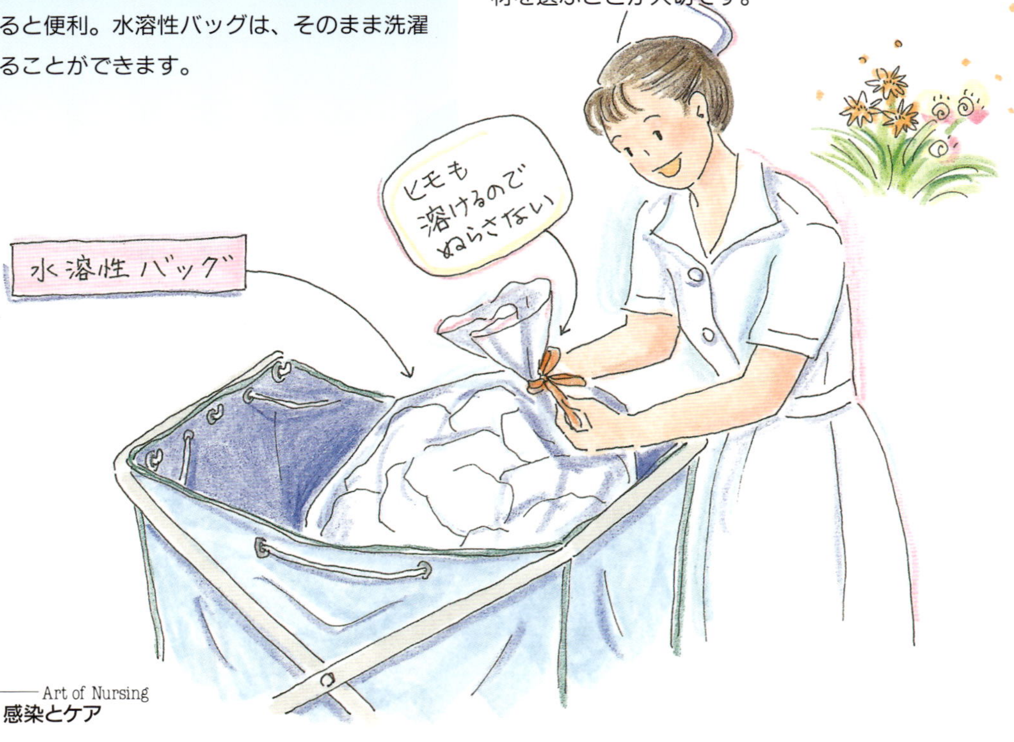

リネンの分別

一般リネン

●予防衣・病衣・バスタオル、ラバーシーツなど

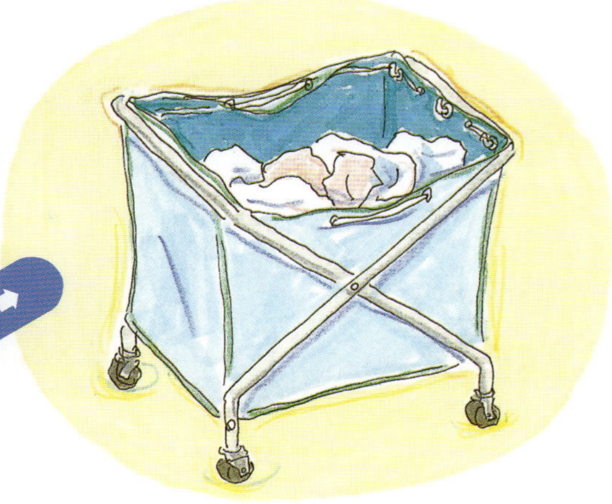
直接カートへ

汚染リネン

●感染症患者のすべてのリネン
●血液・体液・排泄物で汚染したリネン
●清拭後のタオル
●布おむつ
●疥癬などの害虫に汚染されたリネン

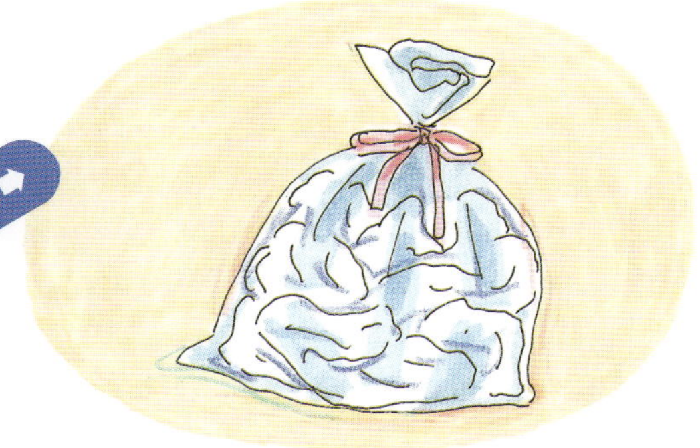
水溶性バッグへ

リネンの洗濯

●リネン類は直接、患者さんと接するものですが、リネン類から感染を引き起こすことは少なく、通常、病室で使用されているリネン類に滅菌や消毒の必要はありません。

●感染症の種類によって、その処理法は多少違いますが、熱水洗濯（80℃10分間）は、いずれの場合にも有効です。

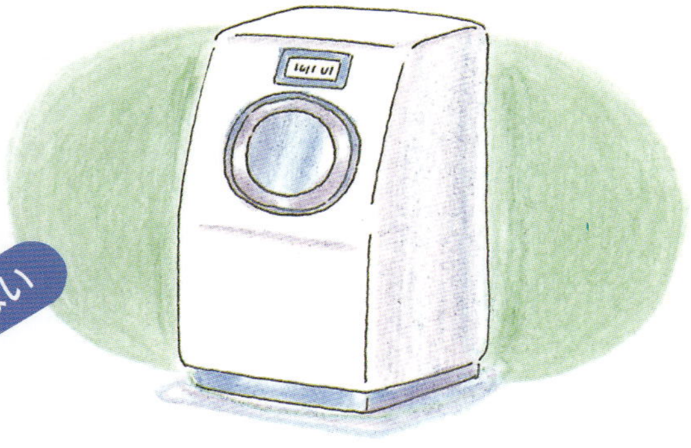
滅菌・消毒はしない

種　類	洗濯方法
汚染リネン	●洗濯機で、微温湯での予備洗浄を十分に行い、熱水洗浄工程（80℃10分間以上）で汚染を除去する ●塩素系薬品を加えて洗濯する
一般リネン	●洗剤で通常の洗濯を行う（できれば、上記と同じ工程が望ましい）
自宅での洗濯 （血液・体液がついた場合）	●予備洗浄を十分に行い、汚染を除去してから通常の洗濯を行う （必要であれば塩素系洗剤を使用する）

廃棄物は、きちんと分別し、決められた処理法を守ることが大切

病院から発生する主な廃棄物には、産業廃棄物と一般廃棄物の2種類があります。
その中で、「感染性廃棄物」とは、医療関係機関などから発生し、人が感染したり、感染の恐れがある病原体が含まれたり、付着している廃棄物です。こうした可能性のある廃棄物すべてを指します。
「感染性廃棄物」は病原微生物の拡散を防ぐため、より安全に配慮した取り扱いが必要です。

「感染性廃棄物」であるかどうかは、表のような観点から判断します。

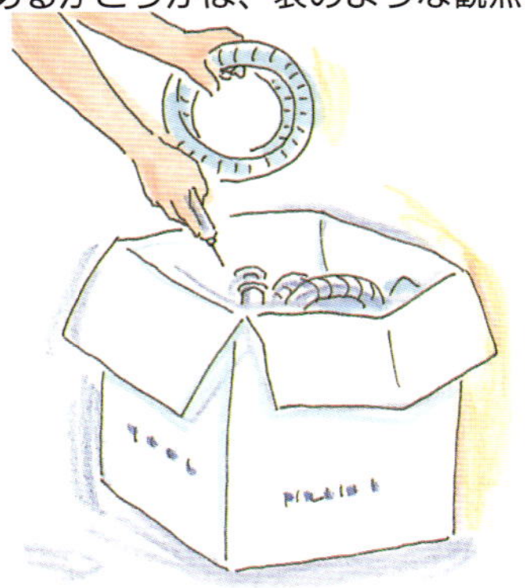

医療関係機関等から発生する主な廃棄物

種類		例
産業廃棄物	燃え殻	焼却灰
	汚泥	血液（凝固したものに限る）、検査室･実験室などの排水処理施設から発生する汚泥、その他の汚泥
	廃油	アルコール・キシロール・クロロホルムなどの有機溶剤、灯油、ガソリンなどの燃料油、入院患者の給食に使った食料油、冷凍機やポンプなどの潤滑油、その他の油
	廃酸	レントゲン定着液・ホルマリン・クロム硫酸、その他の酸性の廃液
	廃アルカリ	レントゲン現像廃液・血液検査廃液・廃血液(凝固していない状態のもの)、その他のアルカリ性の液
	廃プラスチック類	合成樹脂製の器具、レントゲンフィルム、ビニルチューブ、その他の合成樹脂製のもの
	ゴムくず	天然ゴムの器具類、ディスポーザブルの手袋など
	金属くず	金属製機械器具・注射針・金属製ベッド、その他の金属製のもの
	ガラスくず コンクリートくず および陶磁器くず	アンプル、ガラス製の器具、びん、その他のガラス製のもの、ギプス用石膏、陶磁器の器具、その他の陶磁器製のもの
	ばいじん	大気汚染防止法第2条第2項のばい煙発生施設および汚泥、廃油などの産業廃棄物の焼却施設の集じん施設で回収したもの
一般廃棄物		紙くず類・厨芥・繊維くず(包帯・ガーゼ・脱脂綿・リネン類)・木くず・皮革類、実験動物の死体、これらの一般廃棄物を焼却した「燃え殻」など

＊産業廃棄物問題研究会：廃棄物処理法に基づく感染性廃棄物処理マニュアル.P15，ぎょうせい,2004.より

感染性廃棄物

形状	1.血液・血清・血漿・体液（精液を含む） 2.手術などに伴って発生する病理廃棄物 （摘出または切除された臓器・組織、郭清に伴う皮膚など） 3.血液が付着した鋭利なもの 4.病原微生物に関連した試験・検査に用いられたもの
排出場所	感染症病床・結核病床・手術室・緊急外来室・集中治療室・検査室
感染症の種類	1.感染症法の一類・二類・三類感染症、指定感染症、新感染症、結核の治療、検査などに使用された後、排出されたもの 2.感染症法の四類・五類感染症の治療、検査などに使用された後、排出された医療器材、ディスポーザブル製品、衛生材料など （ただし、紙おむつについては特定の感染症にかかわるものなどに限る）

＊非感染性の廃棄物であっても、鋭利なものについては感染性廃棄物と同等の取り扱いとなる

感染性廃棄物の種類および分別方法[20]

	医療廃棄物の種類	梱　包	表　示
	【感染性廃棄物】 1.液体または泥状のもの 2.固形状のもの 3.鋭利なもの	以下の点に留意する 1.密閉できること 2.収納しやすいこと 3.損傷しにくいこと	関係者が感染性廃棄物であることを識別できるようにバイオハザードマークをつけることを推奨。マークをつけない場合には「感染性廃棄物」と明記する。
	【液体または泥状のもの】 1.血液・血清・血漿 2.体液（精液を含む） 3.血液製剤	廃液などが漏れない密閉容器	赤色
感染性廃棄物	【固形状のもの】 1.創傷などに使用したもの 2.血液・体液などで汚染したディスポーザブル製品 3.輸血用パック 4.紙おむつ・パッド類・拭き綿 5.汚染した新聞紙 6.各トイレコーナーの汚物缶ごみ 7.感染性の高い患者の日常生活廃棄物全般	丈夫なプラスチック袋を二重にして使用するか、堅牢な容器を使用する	橙色
	【鋭利なもの】 1.注射針 2.メス・かみそり	金属製・プラスチック製などで危険防止のために耐貫通性のある堅牢な容器を使用する	黄色

Art of Nursing
Infections and Nursing Practice

PART-4

感染を防ぐケア

Nursing Procedure of Hospital Infection

感染を防ぐためにナースが行うケアは、特別なものではありません。体の清潔、カテーテル・チューブ類の管理など、日常的なケアや処置を正しい知識に基づいて行うことが、そのまま感染を予防することにつながります。
体の清潔を保つお世話、気管内チューブ・血管内留置カテーテル・尿道カテーテルの管理、創傷のドレッシング交換、ドレーン管理など、感染にかかわりの深いケアを再確認してみませんか？　日々の何気ないケアの中に、感染を防ぐために大切なポイントが、数多くみつかるはずです。

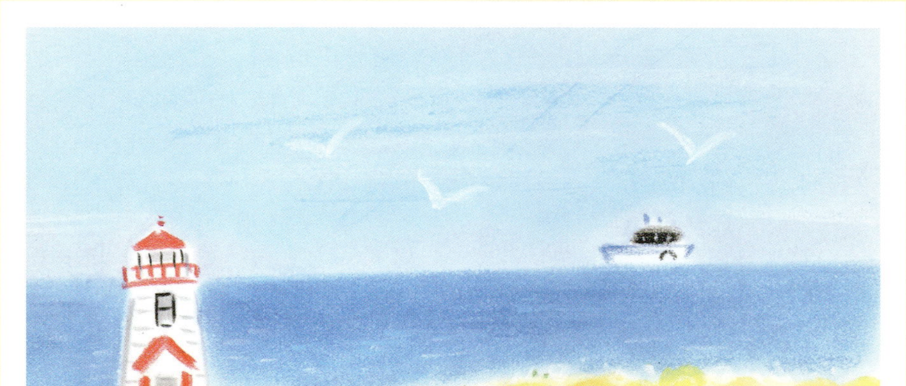

体の清潔を保つことから、スタート!

私たちは毎朝、当たり前のように顔を洗い、歯を磨き、すがすがしい気分で１日をスタートします。これは、気分の問題だけでなく、実は感染を防ぐために、とても大切なケア。皮膚や粘膜など、体の中で外界と接する部分には、常在細菌叢という一定の細菌群が、私たちと共生しています。
常在菌が、いつも定着している以外の部分についたり、宿主である私たちの抵抗力が弱ったりすると、感染症を起こすことがあります。

こうした感染症を防ぐには、皮膚や口腔・鼻腔・陰部などを、毎日清潔に保つことが必要。自分でできない人や免疫力の低下した人には、ナースがケアを行います。
ナース自身も、菌との接触の程度に応じて、手袋、予防衣、マスク、アイプロテクターなどを着用します。処置前後の手洗いも忘れずに。自分の身を守るとともに、菌の媒介者にならないようにします。

ケアを行う際には、次の点に注意したいものです

①細菌が濃厚に存在するところや排泄物に着目して、それがほかの場所に移動しないようにします。
②ケアを行う順番は、体のきれいな部分から始めて、細菌が広がらないようにします。
③処置後に菌で汚染された物品は、できるだけ広げず、限られた場所で、決まった処理を行います。

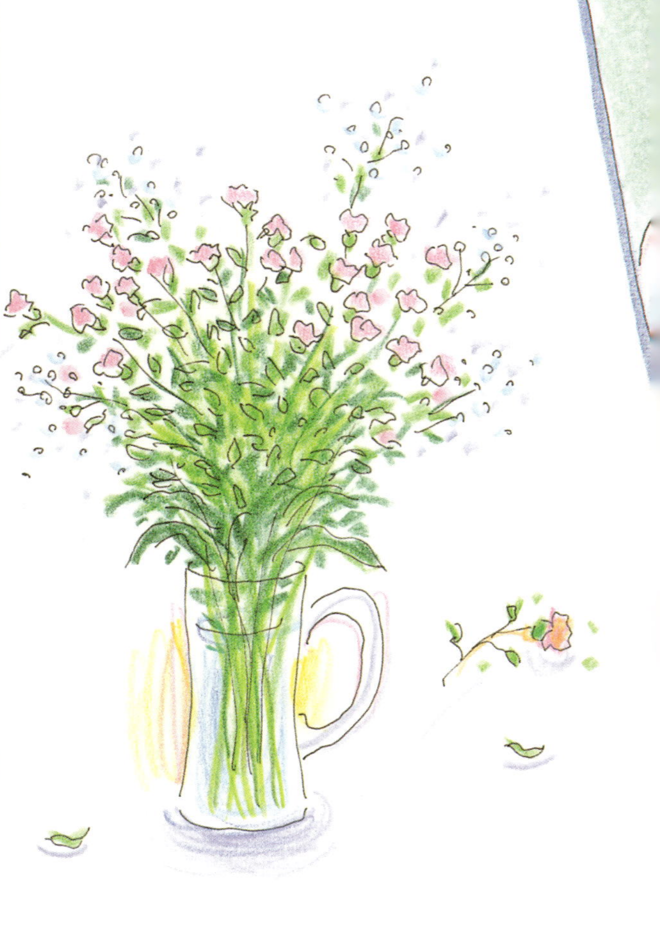

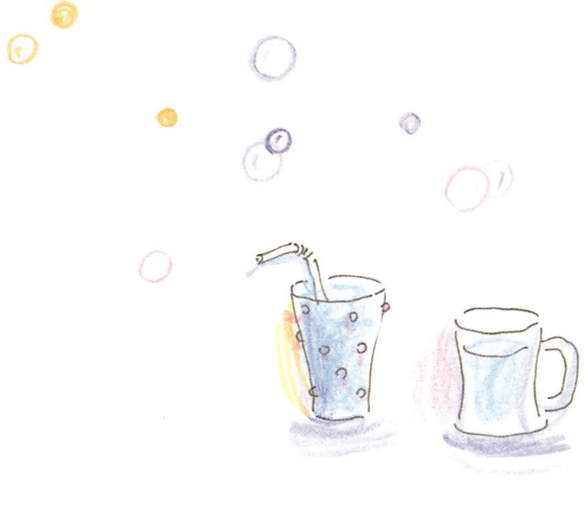

皮膚のケア

皮膚には、多数の常在菌や一過性の菌が存在しています。皮膚のケアで大切なことは、やはり洗うこと。手洗いはすぐに実行でき、もっとも大切なケアです。顔などを洗えない場合は、タオルでふくだけでも感染予防に効果があります。目のまわりから始め、中心部から外側へ、タオルの面も変えながらふきます。使用後のタオルはきちんと片付け、菌をまき散らさないようご注意を！

身体の清潔を保つには、入浴が最も効果的。発熱などの症状がなければ、定期的にシャワー浴をすることが大切です。石けんを使用する場合は、石けん分が残っていると皮膚の自浄作用が低下する可能性があるため、よく洗い流します。

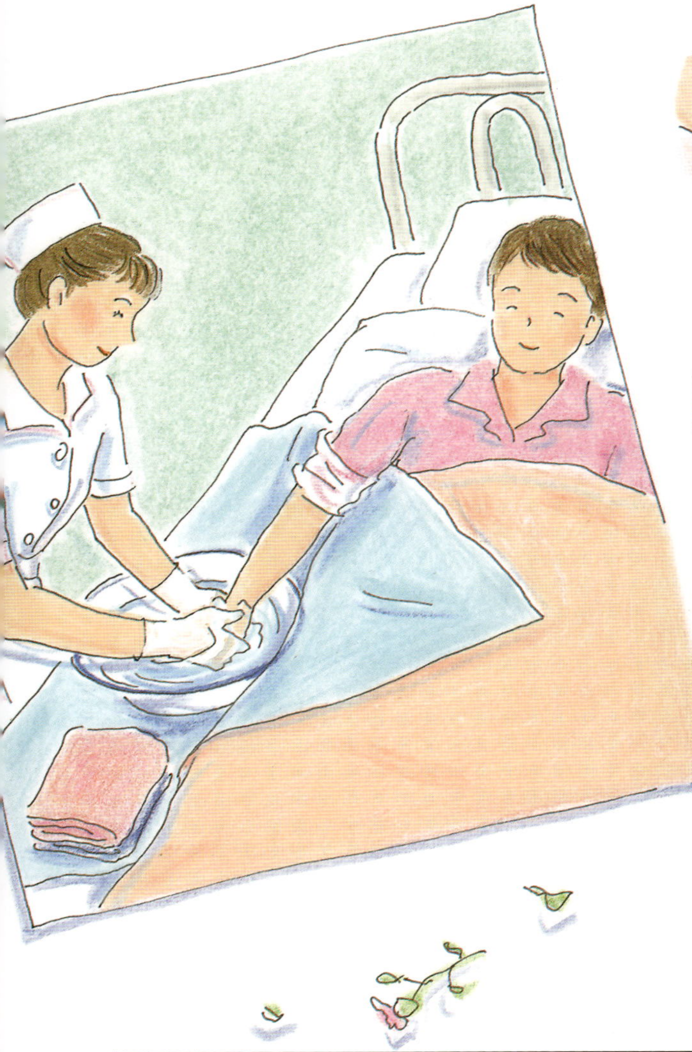

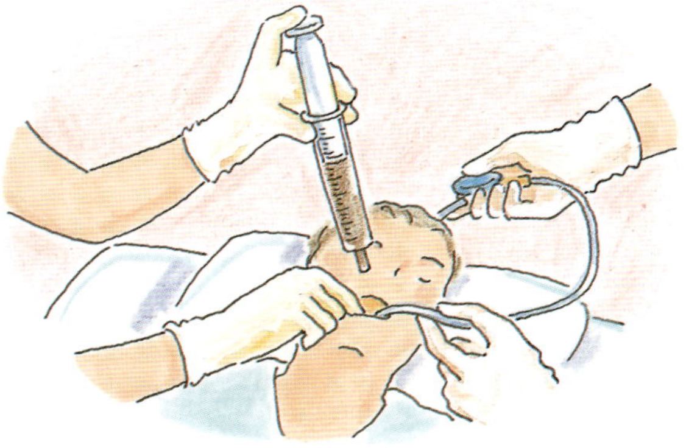

口腔のケア

口腔内は、さまざまな菌の住みかです。虫歯や歯周病の原因になる菌など、多彩な菌が濃厚に存在します。

歯磨きは朝だけでなく、毎食後に行いたいもの。入れ歯ももちろん、洗います。

食事をしていない場合は、唾液の分泌が減少して自浄作用が低下するので、１日３～４回以上口腔ケアを行います。

【挿管中・気管切開中は】

●挿管中・気管切開中の口腔内洗浄は、誤嚥を防ぐため２人で行うと安全。１人が洗浄液を注入、もう１人が吸引。綿棒やガーゼを湿らせて、口腔内の清掃をします。

鼻腔のケア

鼻の入り口には鼻毛があり、外気中の塵やほこりを濾過するため分泌物も多く、細菌には絶好の生息地となります。多数の黄色ブドウ球菌、表皮ブドウ球菌などが常在菌。鼻垢をとり除き、鼻前庭周囲を清拭します。

鼻腔を触った手でほかの部位に触れたり、胃管の挿入で、鼻腔内の病原菌がほかの部位に広がったりすることがあります。

鼻を触った後は手を洗い、鼻をかんだちり紙はすぐに捨てるよう、患者さんとともに気をつけたいもの。胃管挿入などの処置時には、消毒や清潔操作を心がけます。

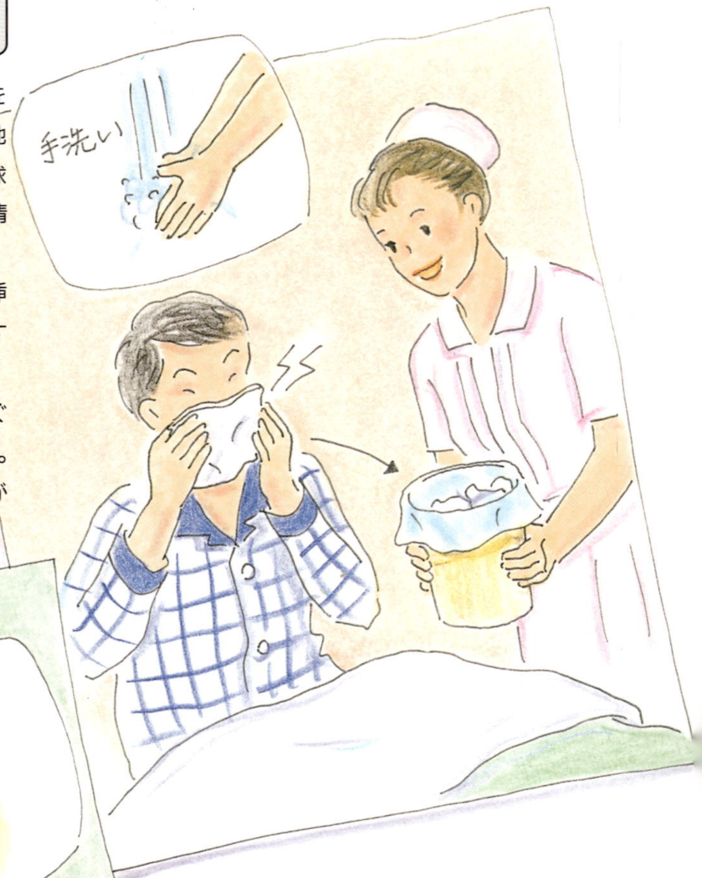

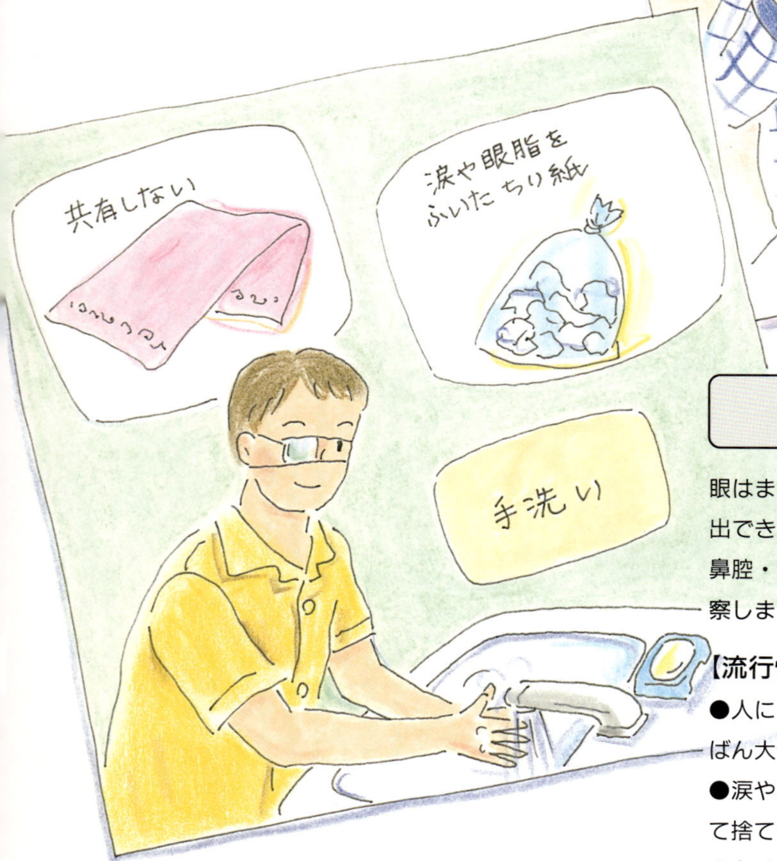

眼のケア

眼はまばたきのたびに涙で清掃されるため、菌を検出できないことも多いもの。ただ、鼻涙管を通じて鼻腔・咽頭と通じているため、感染徴候の有無を観察します。眼頭から眼尻に向かって清拭します。

【流行性結膜炎にかかったら】

●人にうつさないよう注意。やはり、手洗いがいちばん大切です。

●涙や眼脂をふいたちり紙は、ビニール袋にまとめて捨てます。

●タオルや目薬を共有しないことも基本です。

手足のケア

患者さんは、あらゆる部位に手で触れることにより、病原菌を体中に広げてしまう可能性があります。自分で清潔を保てない人には、ナースが手浴・足浴を行い、感染防止に努めたいものです。
ケアの際は、手袋を着用します。

1

まず、患者さんの爪を切り、皮膚に水疱や発赤、傷などがないか観察します。
周囲にビニールシートをしき、リネンがぬれないよう準備します。

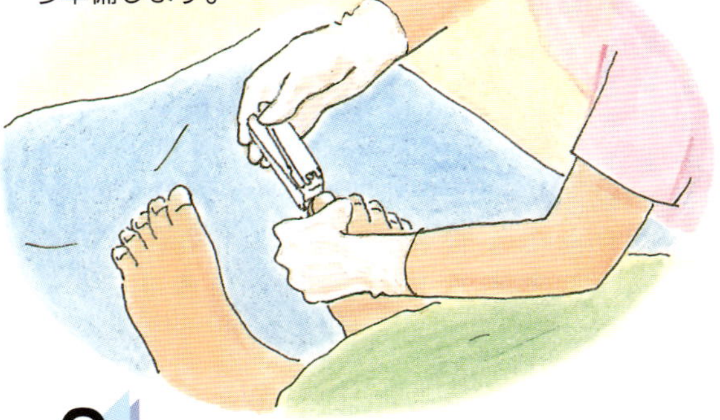

2

患者さんの手や足を湯につけた後、石けんで洗います。爪の間、指の間、指先、指のつけ根など、もれなく洗います。

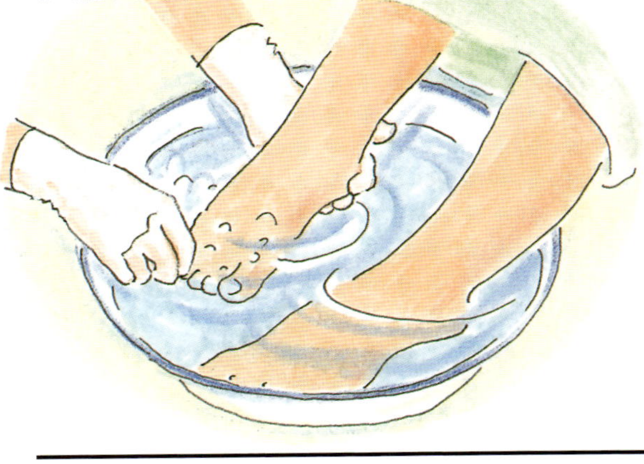

3

石けん分を十分にすすぎます。

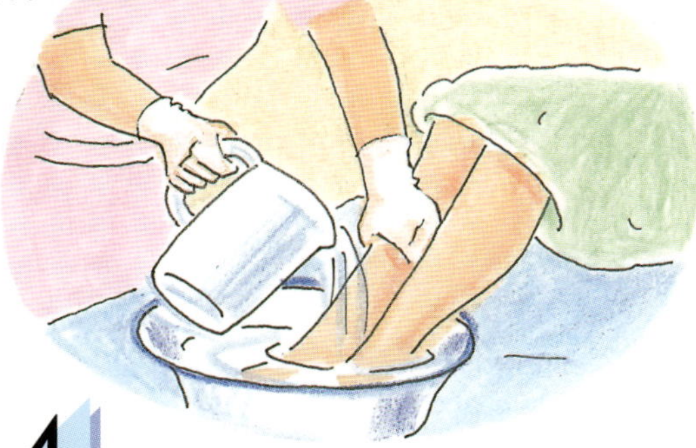

4

タオルで水分をふきとり、乾燥させます。指の間もよくふいて、水分を残さないようにします。

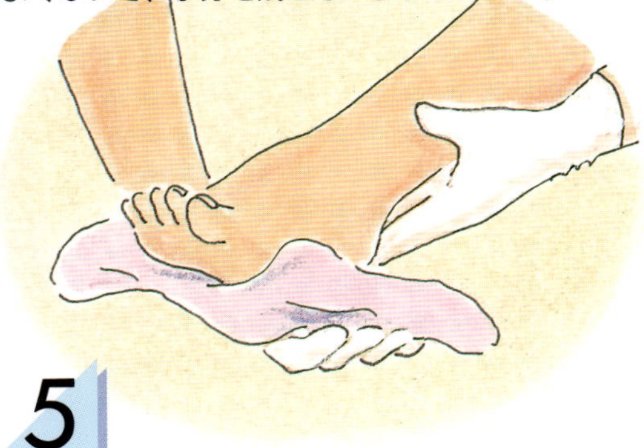

5

オイルやローションをつけて、皮膚が乾燥しすぎないようにします。同時に、水分の浸透を防ぐ効果もあります。

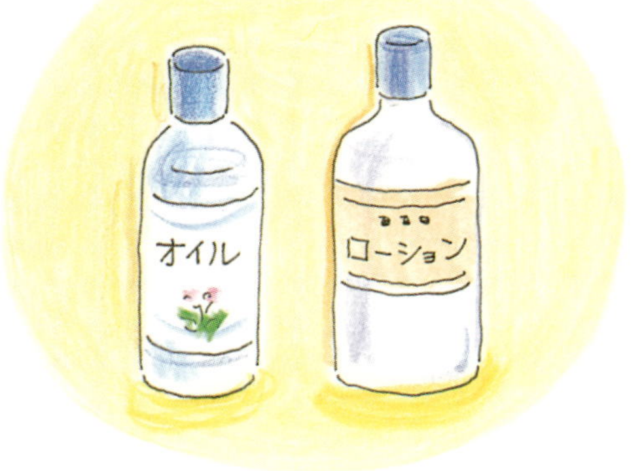

外陰部のケア

外陰部は皮膚と粘膜が入り組み、硬毛もある複雑な構造をしています。そのうえ、排泄物や分泌物があるため、汚染されやすいのが特徴。自分でも触れにくく、清潔が保ちにくい部位です。
不潔な外陰部は悪臭を伴い、びらんや感染の原因に…。外陰部の清拭・洗浄は、1日1回は行い、排便時にも行いたいもの。

陰部洗浄の実際

1

患者さんにケアの説明をし、同意を得たうえで行います。
室温は20〜26℃に整え、窓を閉めて寒くないようにします。カーテンやスクリーンを使用し、ドアの外には入室禁止の表示を。
患者さんのプライバシーに配慮します。

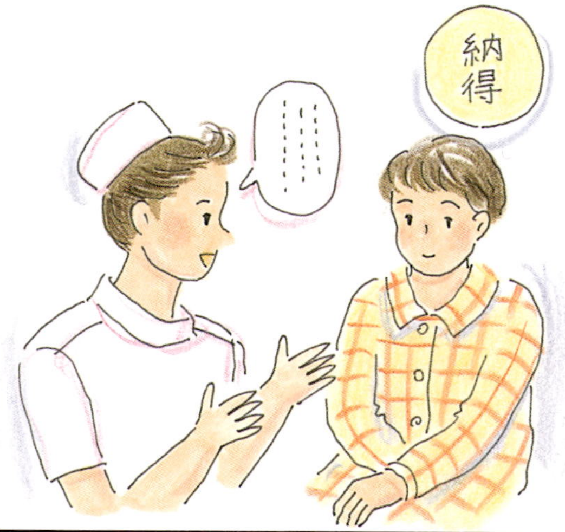

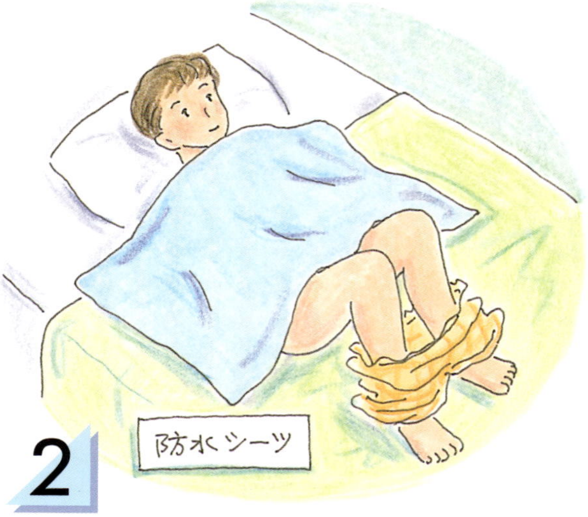

2

患者さんに仰臥位をとってもらい、可能なら頭部を軽く上げます(セミファーラー位程度)。両足を開き、膝を立て、腰部の下に防水シーツをしきます。
バスタオルなどで体をおおい、不必要な露出を避けて、下着をおろします。

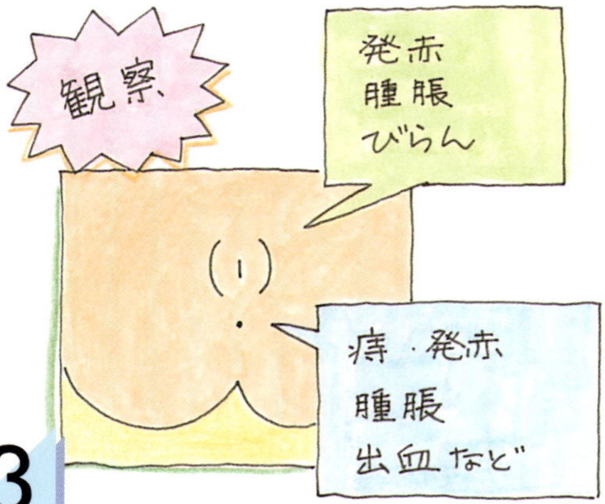

3

まず、外陰部を観察し、異常の早期発見に努めます。

【観察項目】

●外陰部の発赤、腫脹、びらん
●肛門部の痔、発赤、腫脹、出血など

4

温めた便器を挿入します。ナースは必ず手袋をはめ、外陰部に洗浄用スポイト（250mℓ程度）で微温湯（38～40℃）をかけます。
消毒液の指示がある場合は、湯せんで38～40℃に温めます。

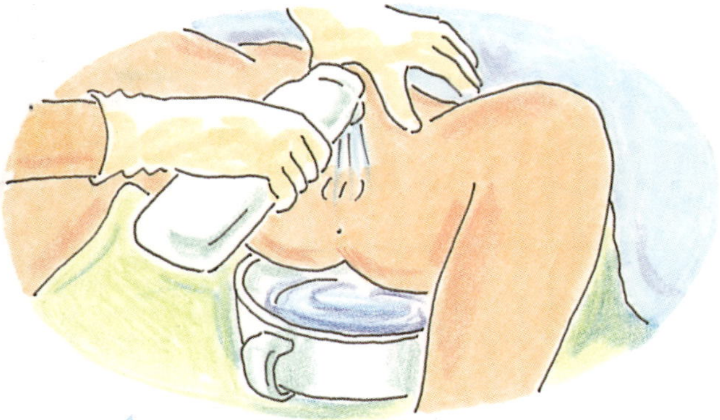

5

綿花やガーゼ、布などに石けんを泡立て、外陰部を清拭・洗浄します。次に肛門部を同様に行います。ただし、消毒液の種類によっては、石けんで効果が減少するため、石けんの使用を控えます。

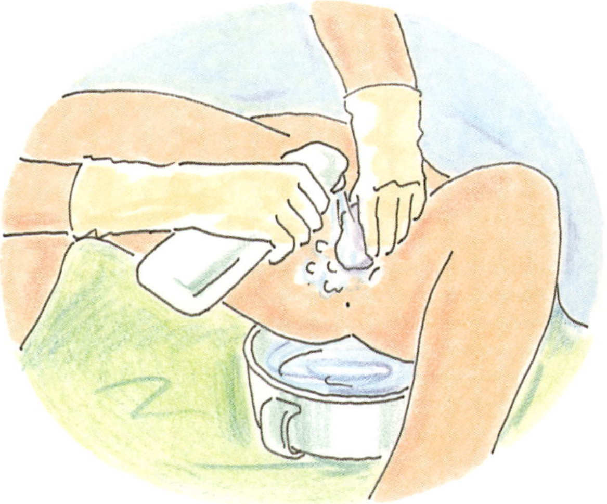

6

微温湯で十分に石けん分を流し、乾燥したタオルで水分をふきとります。
皮膚が発赤している場合などは、さらにドライヤーで乾燥させると効果的。

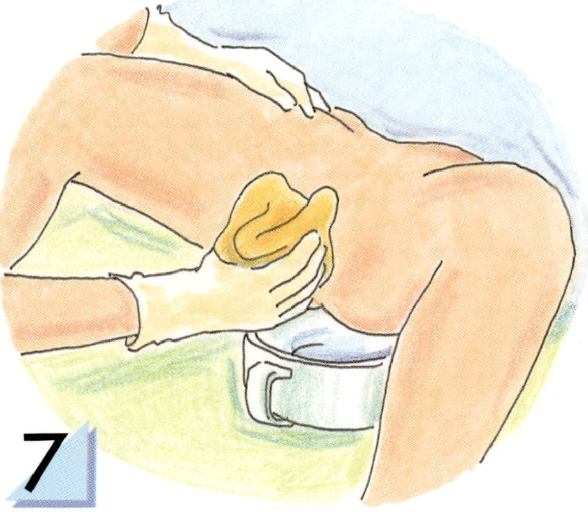

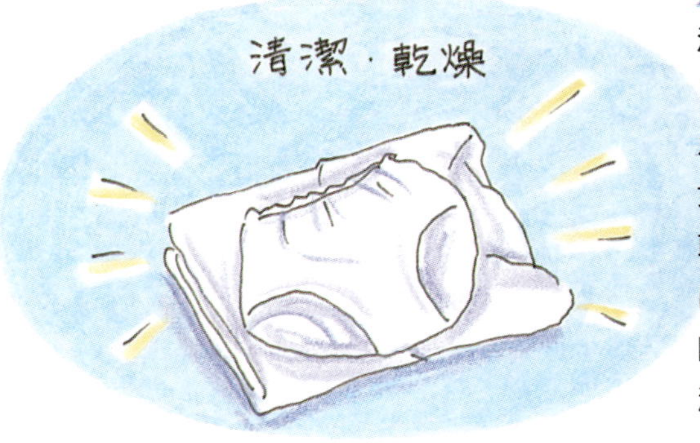

7

治療や感染予防のため、指示があれば、軟膏を塗布します。必要なら下着を取り替え、寝衣や寝具を整えます。
女性のナプキンやおりものシートは、新しいものに取り替えます。ただし、おりものシートなどの使用は最小限に。不必要な使用は、蒸れなど悪環境の原因になります。おりものなどで下着が汚れたら、清潔な下着に交換します。

陰部洗浄のポイント

女性の場合

女性の陰部洗浄を行う場合は、一方の手指で陰唇を開き、もう片方の手で尿道口から膣口に向かって清拭・洗浄を行います。
その後、肛門周囲を清拭・洗浄します。肛門側から尿道方向への清拭は、尿路感染の原因になるので禁物です。

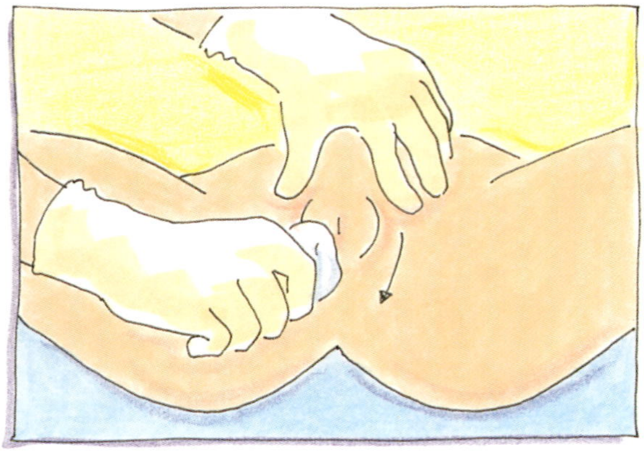

陰部洗浄のポイント

男性の場合

片手で陰茎を保持し、もう片方の手で清拭。尿道への細菌感染を避けるため、先端から洗い始め、中央から外側へ円を描くように清拭を行います。

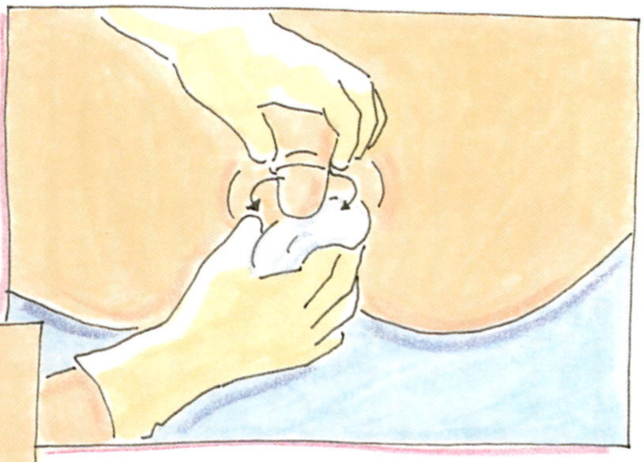

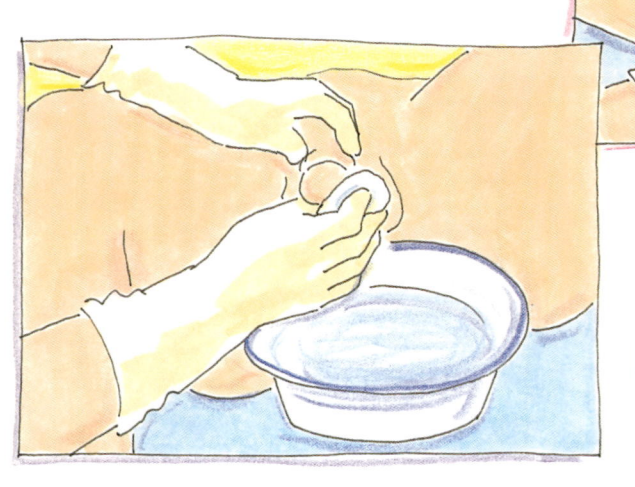

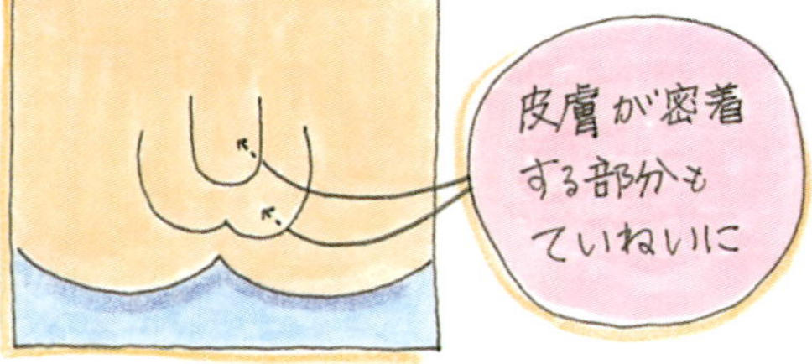

包茎の場合は、包皮をゆっくりと後退させ、その下を洗います。水分があると包皮をスムーズに戻せるので、乾燥させないよう注意。陰茎の絞窄を予防するため、包皮は必ず元に戻します。

陰嚢は不快感を起こさせないよう、ていねいに扱います。陰嚢の下など皮膚と皮膚が密着する部分は、特にていねいに洗います。

高齢者の場合

老化とともに粘膜は萎縮し、粘液の分泌は減少します。高齢女性の場合は特に、膣の自浄作用が低下し、外陰部の不潔が感染症を招きやすいので注意します。

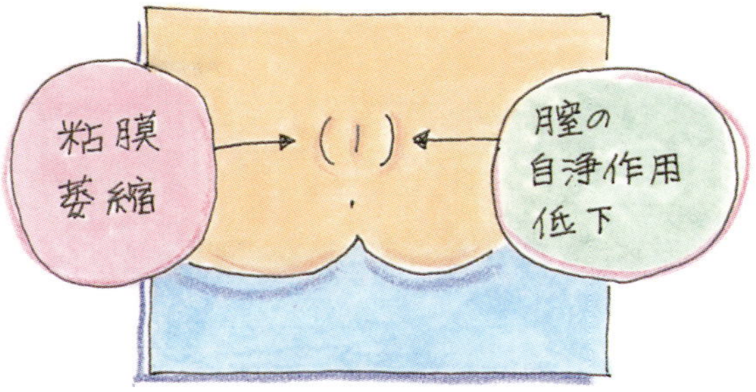

おむつを使用している場合

おむつを使用している場合は、尿や便による汚染、蒸れなどで皮膚がぬれている時間が長くなりがち…。ケアの際には、皮膚に付着した汚染物をきれいに取り除き、十分乾燥させることが大切です。

排尿や排便の訴えができない患者さんには、定期的なおむつチェックが必要です。

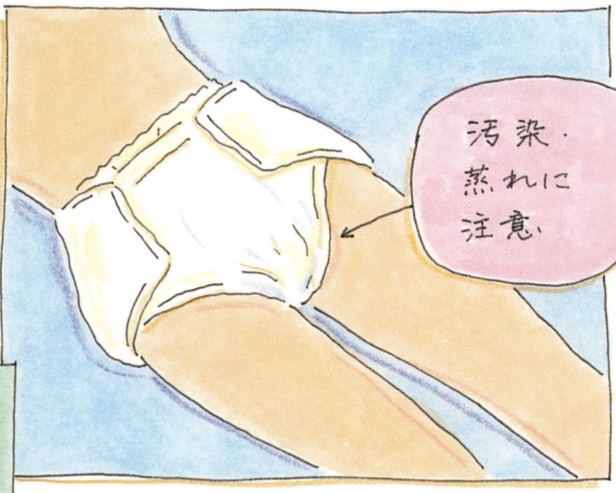

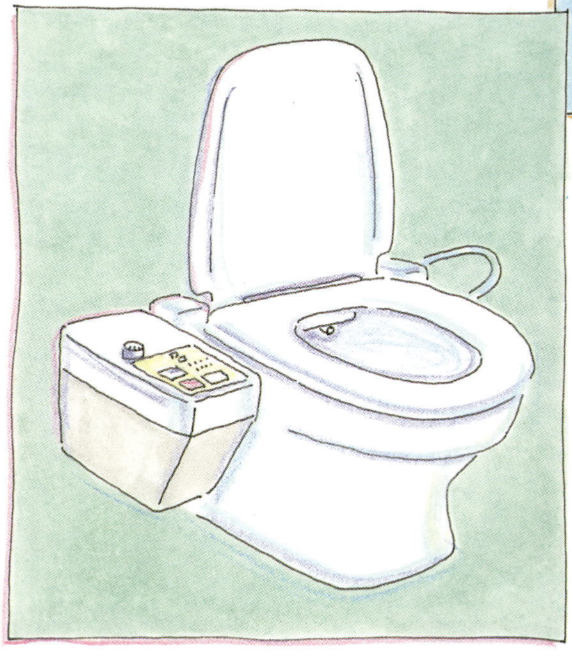

トイレやポータブルトイレを使用している場合

洗浄用スポイトやトイレのシャワー機能を使って、外陰部・肛門部を洗浄し、よく乾燥させるよう指導します。

特に、洗浄機能付きトイレは手軽で、便利。外陰部の清潔を保つのに活用したいものです。

ポータブルトイレ使用後は、排泄物をすぐに片づけることが大切です。

気管内吸引が、感染の原因とならないために

気道の分泌物には、たくさんの菌が存在しているのをご存じですか？
気管内チューブ挿入中の患者さんが肺炎を起こす場合、患者さん自身の口腔内や咽頭、上部消化管に定着していた細菌が原因になっています。
緑膿菌、クレブシエラ、大腸菌などのグラム陰性桿菌、黄色ブドウ球菌などのグラム陽性球菌で、複数菌感染を起こしているケースも多いのです。

気管内吸引の手技が、細菌を媒介することのないよう、清潔操作のポイントをもう一度見直しておきたいものです。

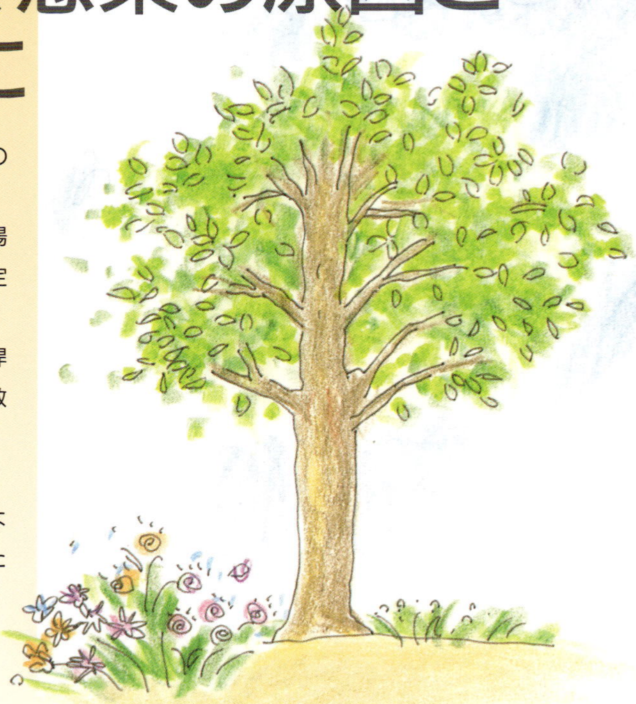

吸引時のポイント

●洗浄には20倍ポビドンヨード（含嗽）液や市販の口腔洗浄液を使用します。
●気管切開孔創部は、分泌物や出血により汚染されることが多いため、観察と消毒が必要です。
●気管切開孔からの痰は、１～２ｍ飛び散るといわれます。ベッドの周囲、床、襟元などを汚染範囲として、不必要なものを置かないようにします。寝衣・シーツも定期的に交換し、襟元もタオルで覆います。
●ナースの手指消毒、吸引手技や器具の清潔操作は、もちろん大切です。
●吸引調節用コネクターは、コネクター上部の小孔を押さえると吸引が開始され、離すと吸引が停止するため、手指の汚染や飛沫の散乱も少ないと考えられます。

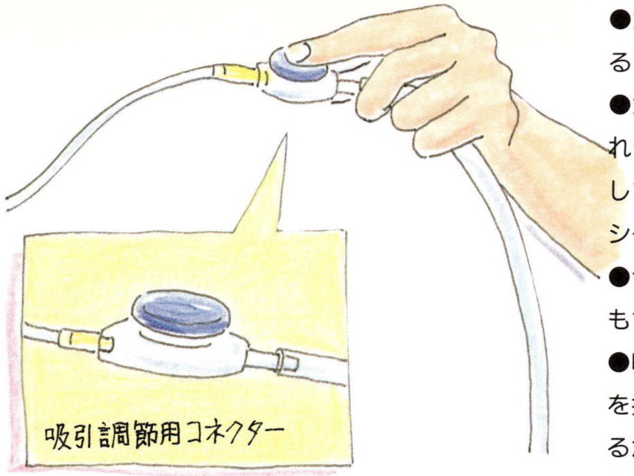

吸引時の清潔操作[14)]

1

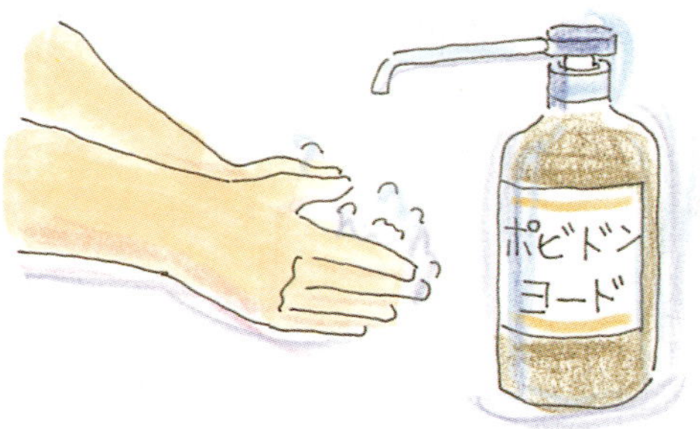

吸引の前後には、消毒液を使って十分に手洗いを。手には、たくさんの細菌がついています！
用手的換気を行う人も、同様に手を洗います。

2 サクションカテーテルは、不潔にしないよう注意して袋から取り出します。
吸引時にも、サクションカテーテルの先端が不潔にならないよう、操作に注意します。

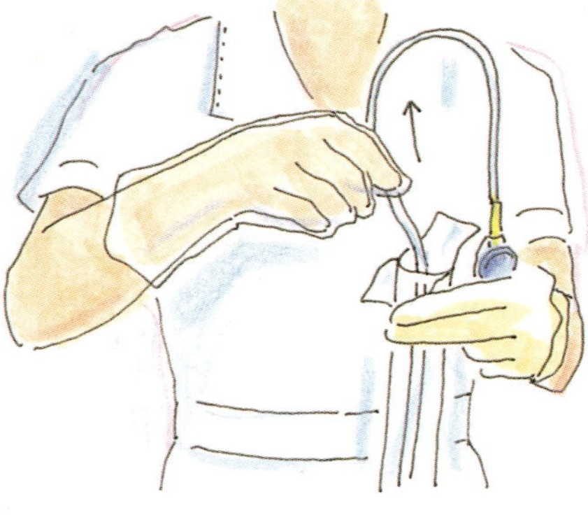

3

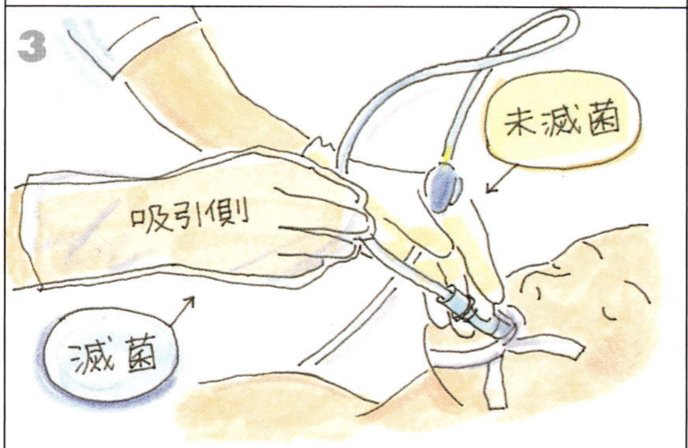

吸引時には、両手に手袋を着用。吸引を行う人は、利き手に滅菌手袋、もう一方の手には未滅菌手袋をはめます。
用手的換気を行う人は、両手に未滅菌手袋をはめます。

4 吸引後は、サクションカテーテルの外側を蒸留水綿でふきとります。さらに、滅菌蒸留水で、サクションカテーテル内や吸引器装着用のチューブ内を十分に洗浄します。滅菌蒸留水はためずに、必ず１回ごとに使い切るか、使い残しは捨てるようにします。

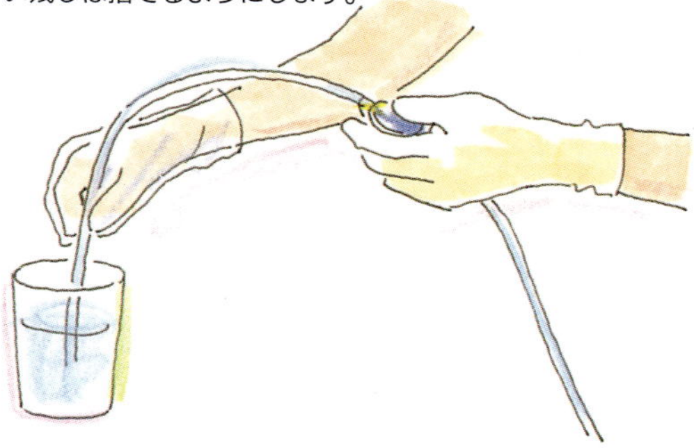

5

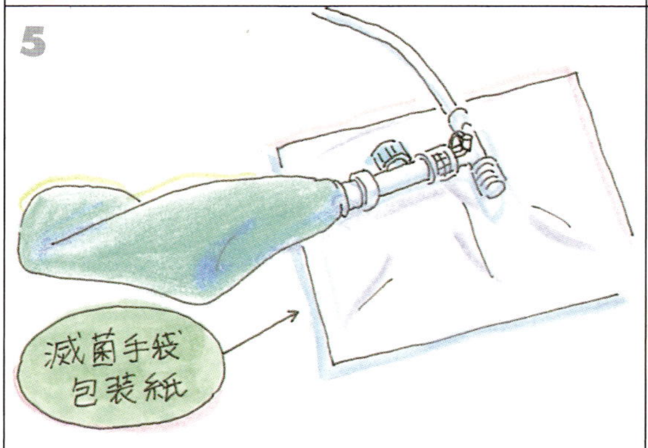

吸引時に取り外した呼吸器回路の口の部分は、滅菌手袋の包装紙を広げたものなどの上に置き、不潔にならないようにします。

6 使用後のジャクソンリースの口は不潔にしないように管理。滅菌手袋を装着しておくと便利です。

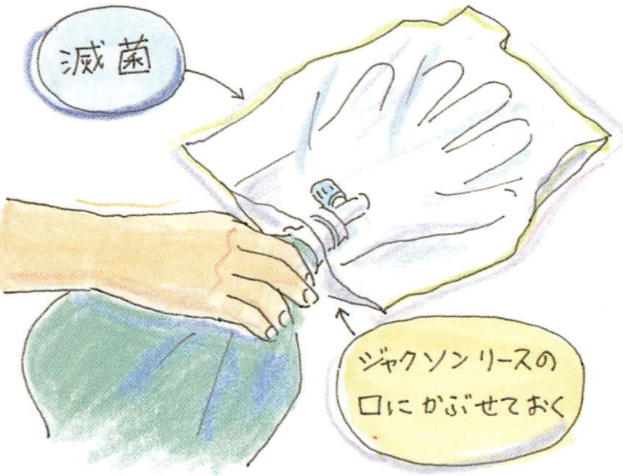

血管内留置カテーテルを安全に管理するために

血管内留置カテーテル（主に中心静脈カテーテルなど）を挿入し、栄養・循環管理を行っている患者さんは、多くの場合、免疫能が低下した重篤な疾患を持つ人々。感染しやすい状態にあることをいつも念頭において、ケアを行う必要があります。
血管内留置カテーテルの挿入操作、その後の管理によっては、容易に菌血症・敗血症になる可能性があるのです。
挿入時の清潔操作、管理のポイントをよく知って、患者さんの命綱ともいえるこの処置が、安全に施行できるよう注意したいものです。

留置カテーテルによる感染の要因[15)]

血管内にカテーテルを留置する際には、さまざまな要因が感染の原因になります。
医療者の手指や患者さんの皮膚から、細菌がカテーテルに沿って侵入したり、挿入時にカテーテルそのものが汚染されていたり、輸液ラインの接続部で細菌が繁殖する場合もあります。
血管内に侵入した細菌は、血流にのって容易に広がっていきます。

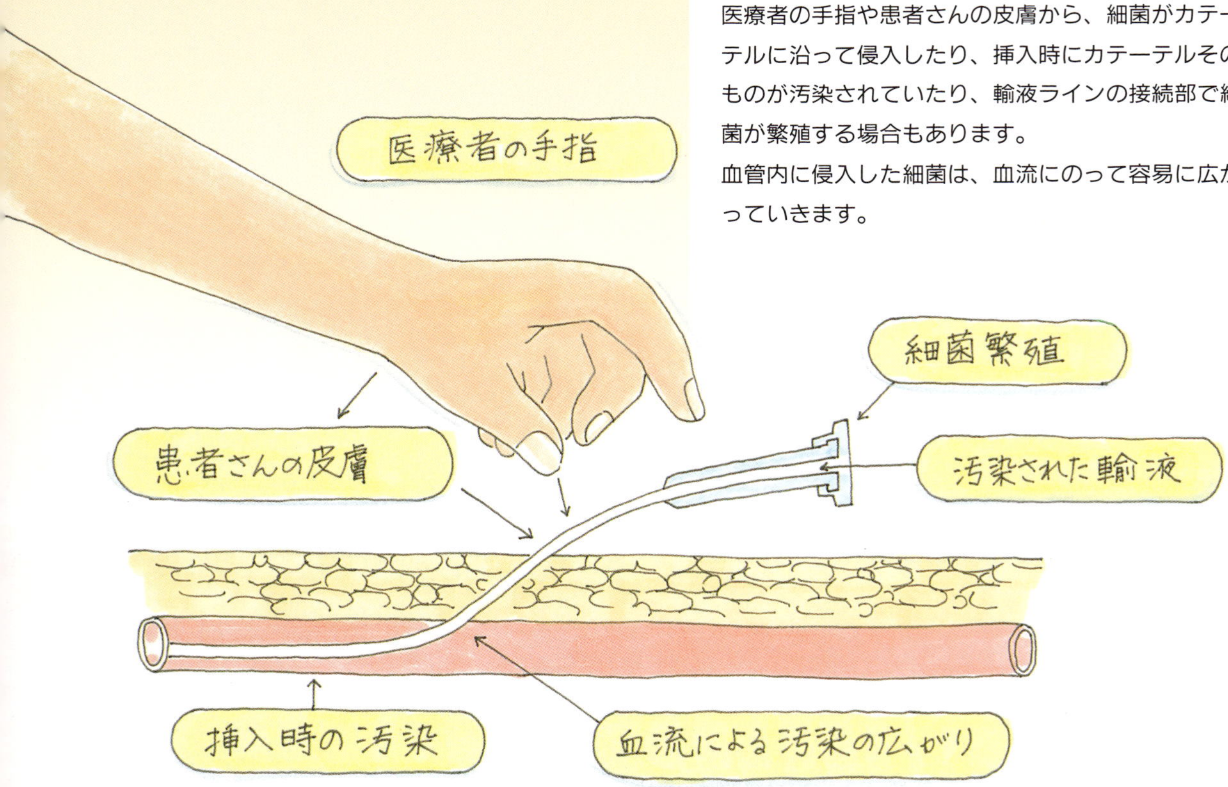

患者さんへの説明

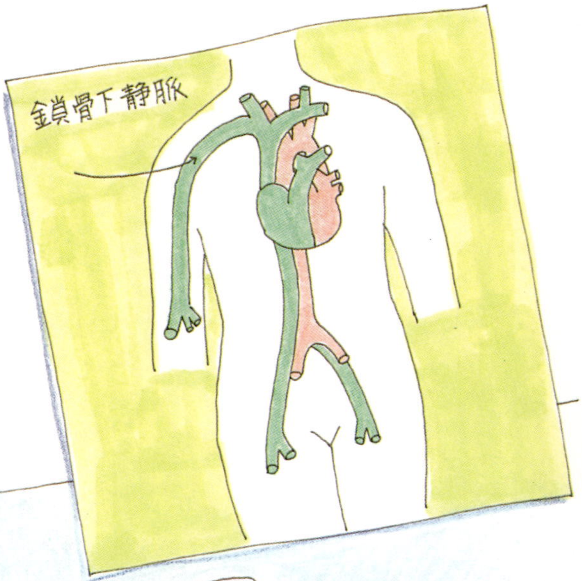

【挿入について】

●中心静脈カテーテルの挿入が決まったら、患者さんに挿入の目的と方法をていねいに説明し、同意と納得を得ることが大切です。
患者さん自身が理解していないと、管理にも支障をきたし、患者さんもつらい思いをします。

●カテーテルの先端を心臓の近くの上大静脈まで挿入することを話します。

●末梢静脈からより、高カロリーの輸液を行えることを説明します。

●中心静脈でのデータが測定できるため、水分の出納の指標にできることを説明します。

●血管外にもれると組織を損傷するような薬剤を、確実に投与できることを説明します。

【感染予防について】

●挿入前に、挿入部位の皮膚を石けんでよく洗い、挿入時の感染を予防することを話します。シャワー浴ができない場合は、石けん清拭やアルコール綿での清拭を行います。

●挿入後、輸液ラインの清潔を保つよう注意しておきます。排泄後は、必ず手を洗ってから輸液ラインに触れ、ラインが床につかないよう気をつけるなどのポイントを話します。

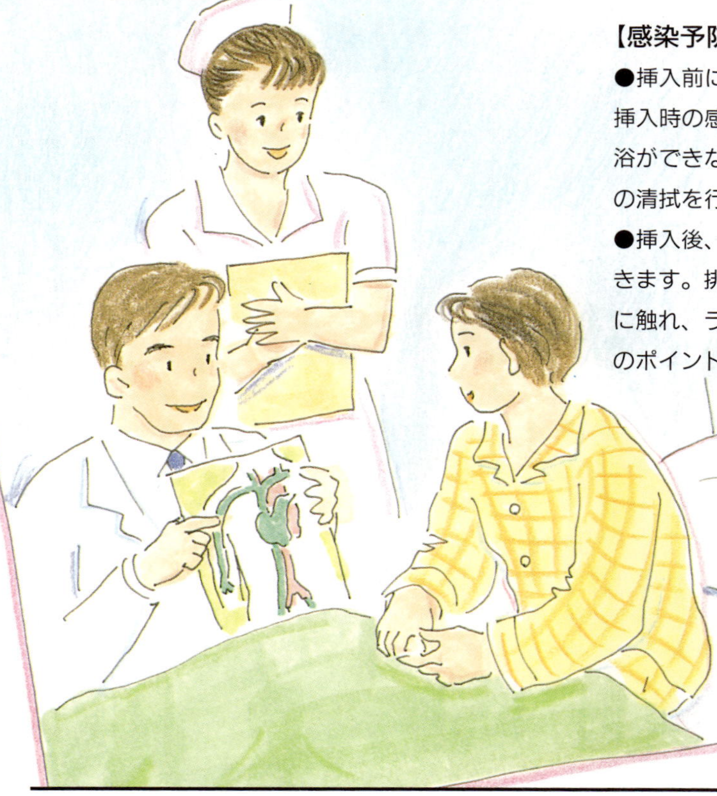
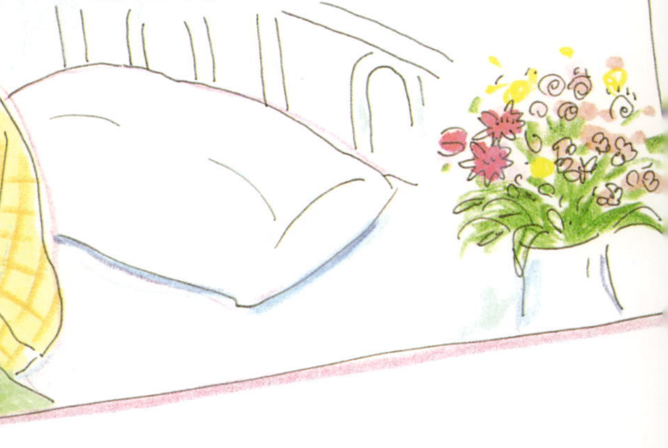

感染経路

【管外性感染】

●カテーテル挿入時の操作が不潔であったり、皮膚消毒が不十分だと、病原体を直接血管内に送り込むことになります。

●皮膚固定が不十分であったり、刺入部が湿潤して滲出液がたまっていると、皮膚常在菌が繁殖し、カテーテル外壁に沿って血管内に侵入することになります。

【管内性感染】

●輸液のミキシングの際、細菌が侵入する可能性があります。

●エアー針、フィルター、輸液ラインの接続部、三方活栓など、輸液ラインのどこかが汚染され、感染の原因になります。

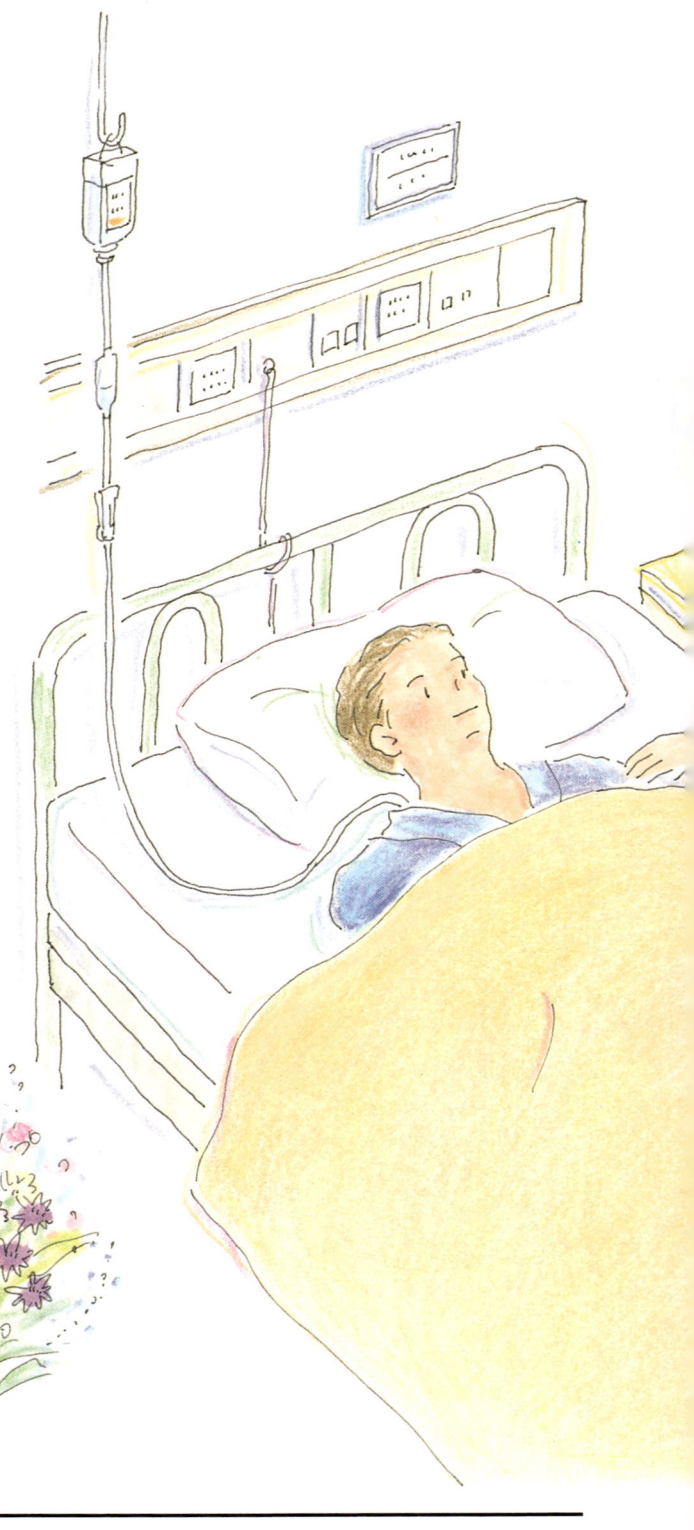

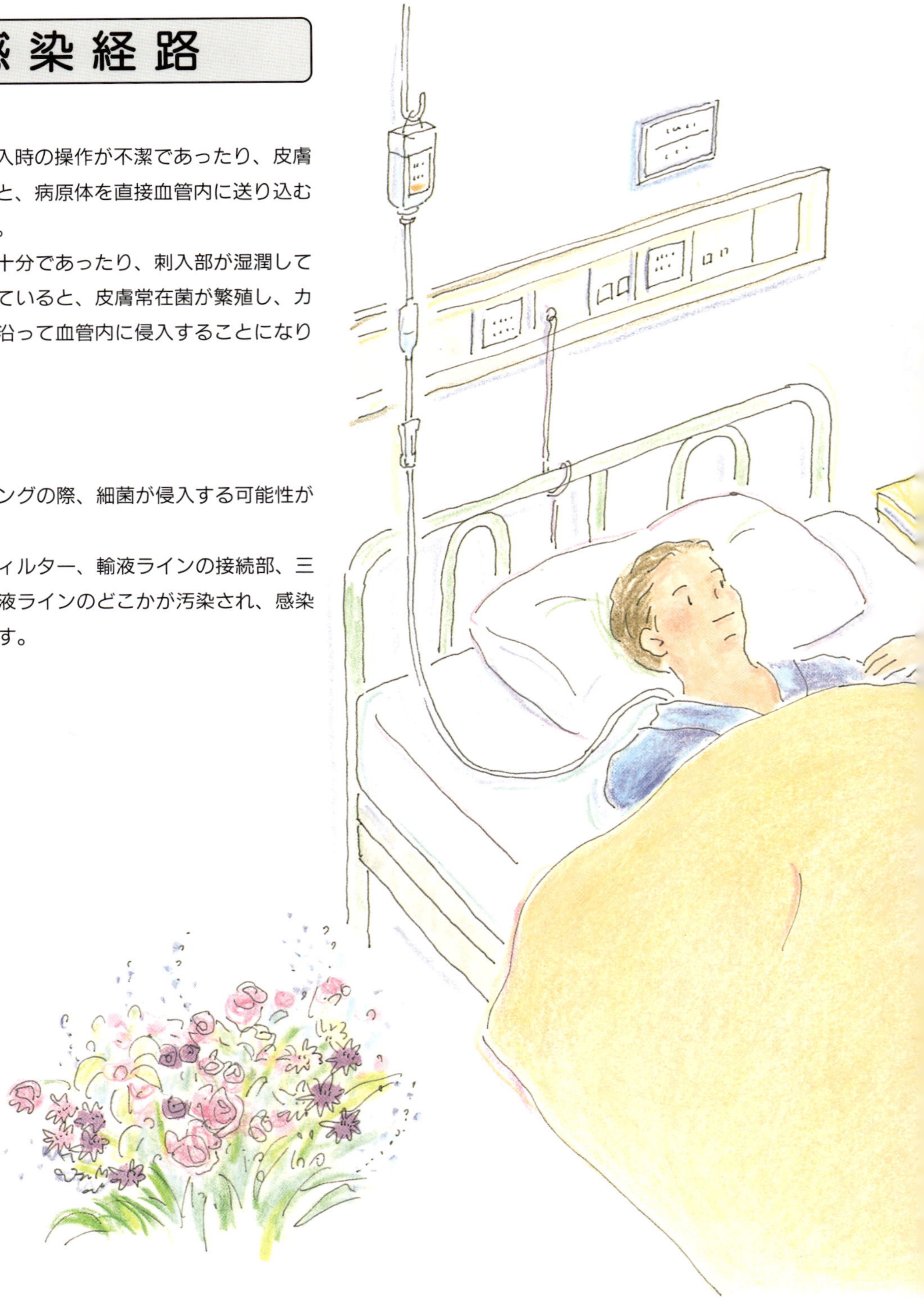

病原体の発育

●中心静脈栄養の高張糖液では、一般細菌は繁殖しにくいものの、真菌、とくにカンジダには絶好の培地となります。

フィルターは持続して使用すると目詰まりを起こすため、72時間を目安に、ラインとともに交換します。

●カテーテルが血管壁と接する部位には血栓ができやすく、病原体が付着して繁殖する場合があります。

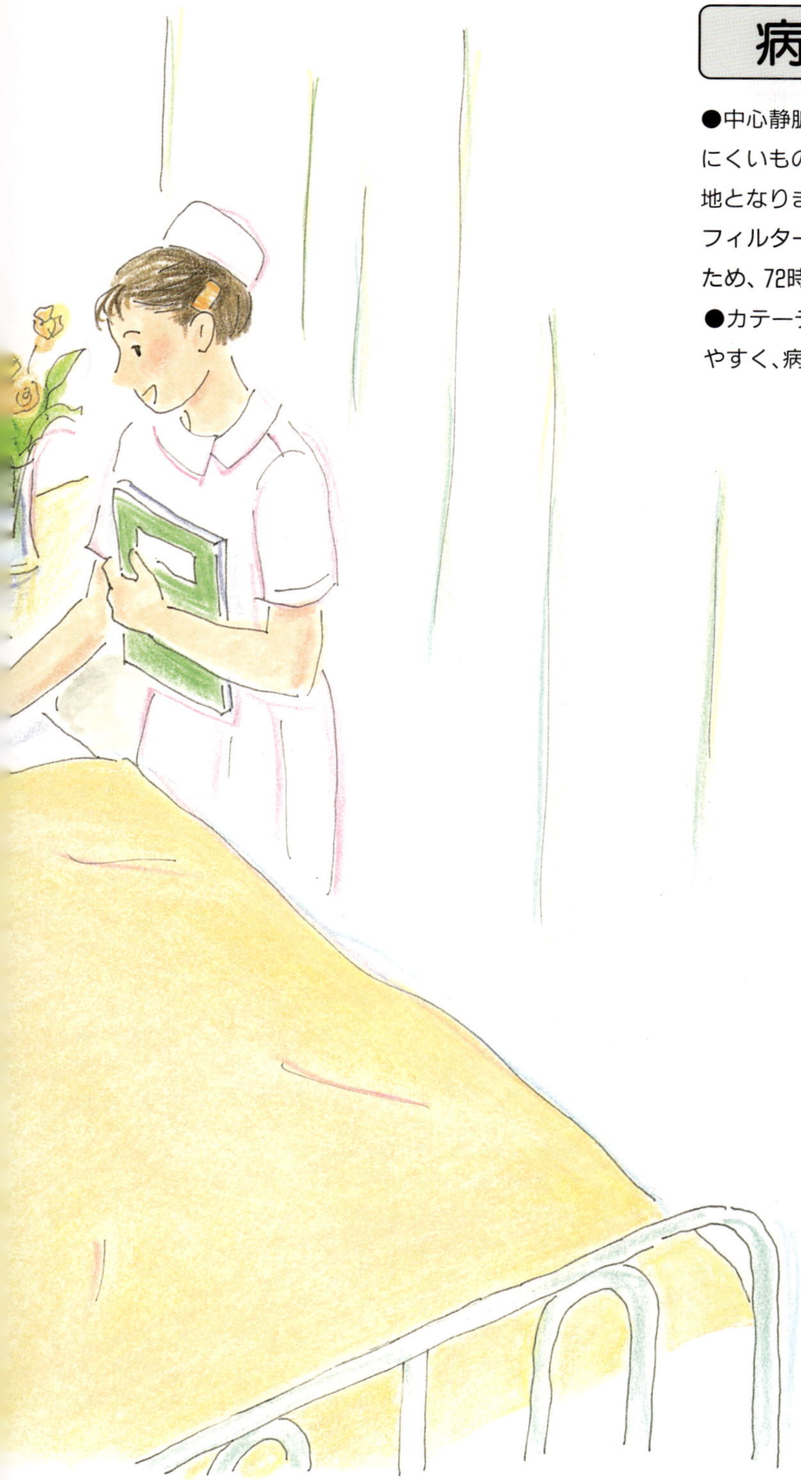

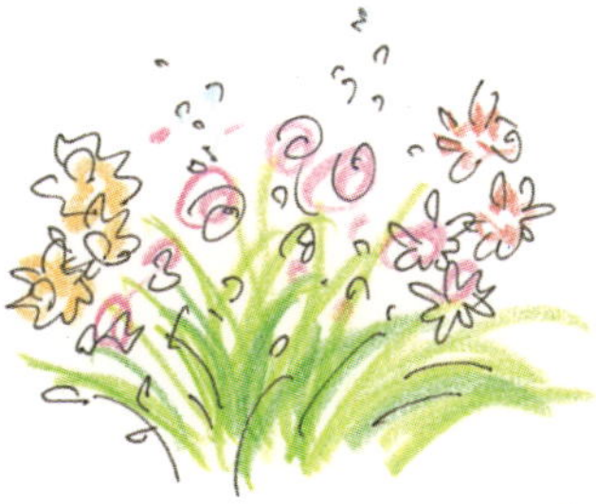

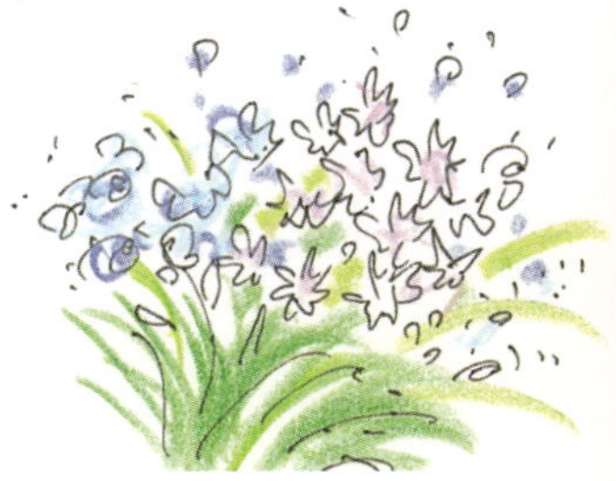

カテーテル挿入部の管理[16)]

血管内留置カテーテルを挿入する際には、管外性感染が起こりやすいので注意。
清潔操作のポイントをよく知って、安全に挿入できるよう準備と介助を行います。

挿入前の皮膚のケア

●アルコール綿で皮膚を清拭し、清潔にします。
●皮膚に傷をつけないように除毛を行います。電気かみそりや除毛剤を使用します。
●可能な患者さんはシャワー浴を行い、皮膚を石けんで洗って清潔にします。
●ポビドンヨードを消毒に使用する場合は、乾燥するのを待って挿入します。
●刺入部は広範囲に消毒します。

挿入時の必要物品

次のような物品を準備します。
●カテーテルキット
●針、シリンジ、麻酔薬、生理食塩液
●小縫合セット
●滅菌ガウン、滅菌手袋、マスク、帽子
●輸液、輸液ライン
●パット付きドレッシング材、または滅菌ガーゼ、固定テープ
●消毒用滅菌綿棒、消毒液
●滅菌ドレープ

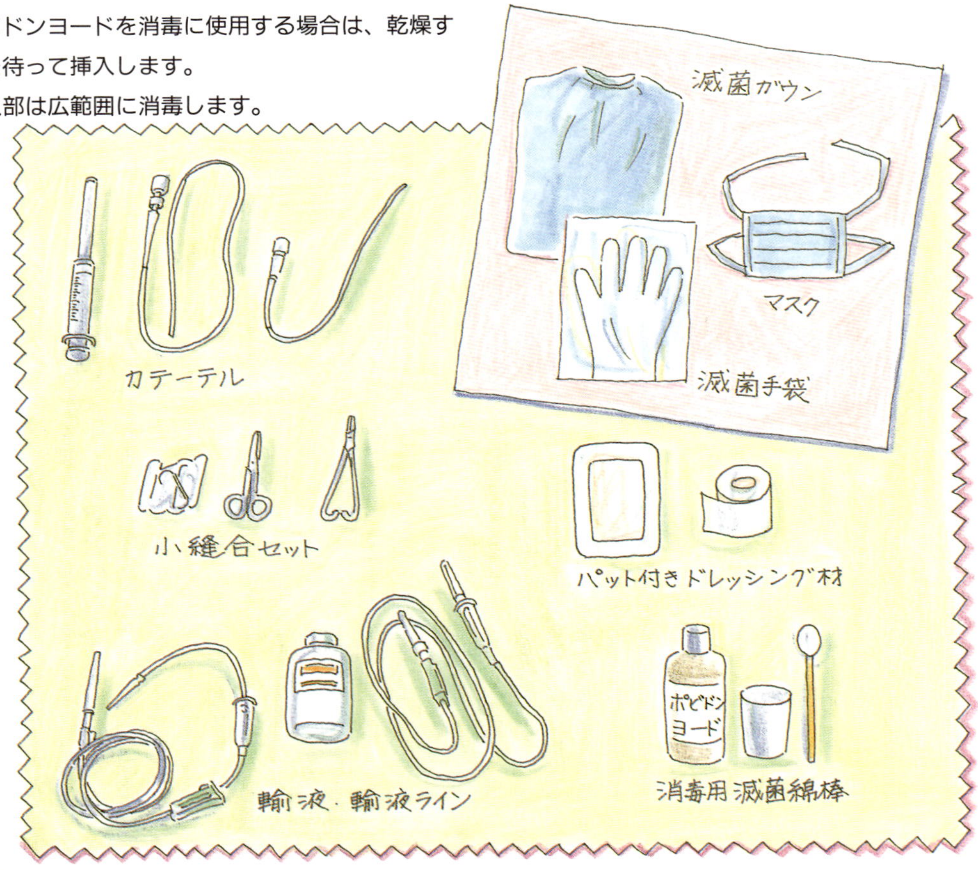

挿入時の環境調整

●清潔区域にスペースを確保し、人の出入りを制限します（個室での施術が望ましい）。

●準備・操作中は、会話を制限します。

●ガウン、帽子、手袋、マスクの装着を確実に行います。

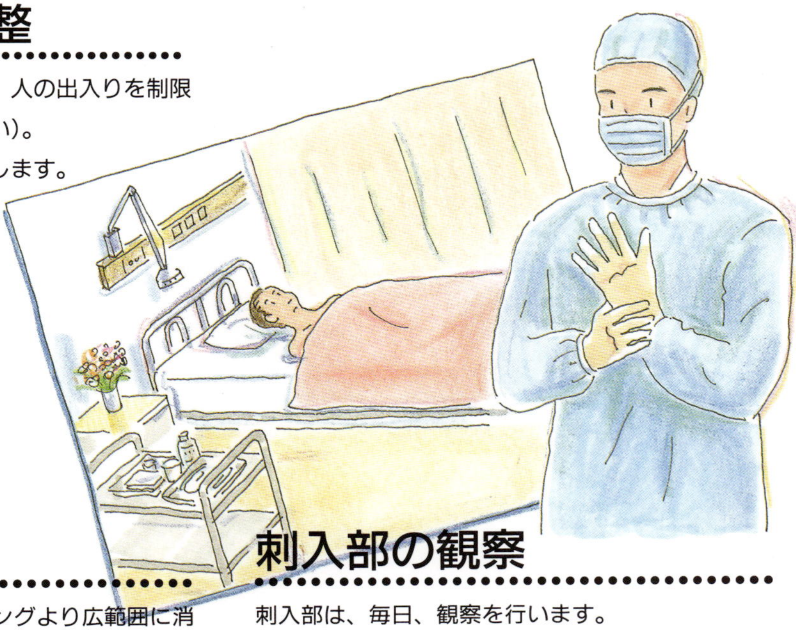

挿入部位の消毒

●挿入部は、フィルムドレッシングより広範囲に消毒し、消毒液が乾燥してから密閉します。ポビドンヨード液で2回以上消毒。

●挿入部位には、パット付きドレッシング材を貼付します。パット付きドレッシング材は当日のみ使用し、翌日からは、観察のしやすい透明なドレッシング材を使用すると便利です。

●フィルムドレッシング材を使用している場合、消毒は最低でも週1回。ただし、ドレッシング材がはがれたり、刺入部が滲出や発汗などで汚染した場合は、消毒を行います。

刺入部の観察

刺入部は、毎日、観察を行います。

●刺入部の発赤・滲出・硬結・疼痛の有無。

●滲出や発汗などでの汚染の有無。

●発熱の有無、白血球数・炎症反応などの検査データ、血液培養。

●カテーテルの長さ。

●カテーテル管理の遵守状況。

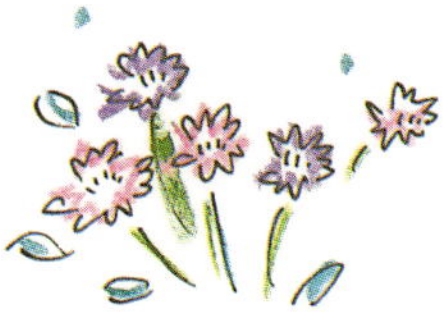

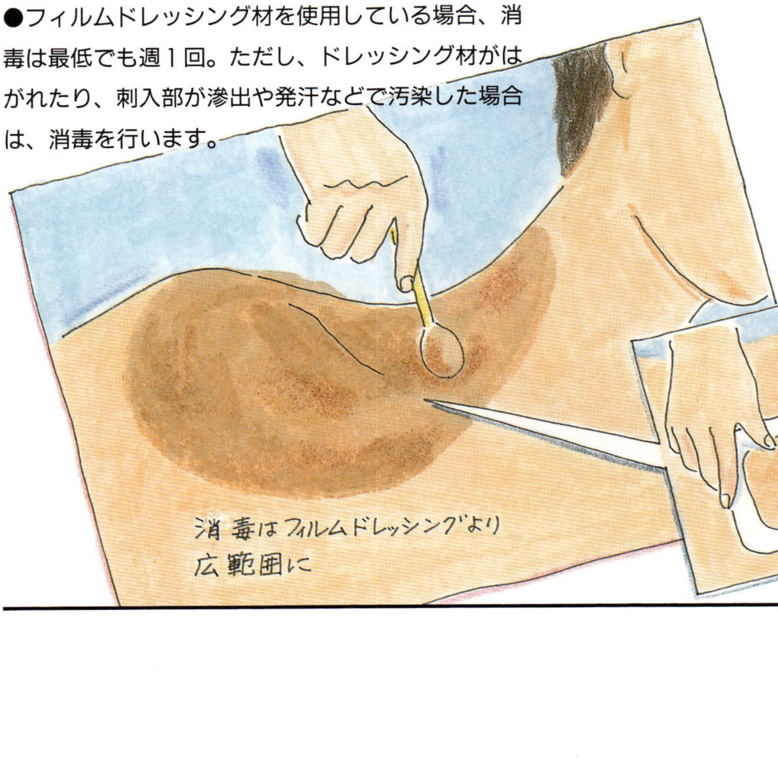
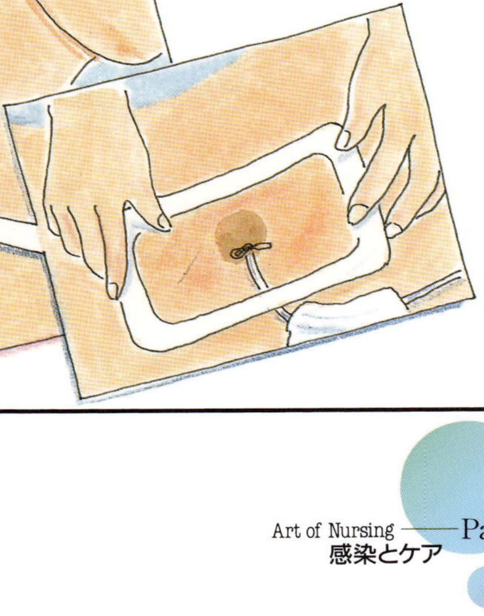

輸液・輸液ラインの管理

輸液の調剤や輸液ラインの管理は、慎重に行い、管内性感染を防ぐことが大切。
長いラインの各所に、感染の落とし穴が潜んでいます。基本に忠実に管理することが、事故を防ぎます。

輸液の調剤

●輸液の調剤は、できるだけ無菌室で行います。
●調剤中の人の出入り、会話を制限します。
●手洗いを徹底することが大切。

側管注

●三方活栓はふたの内部に溝があり、感染の機会が多いため、側管注はト字管を使用して行います。
●輸液ラインはベッド上に置かれているため、汚染されています。ト字管から側管注を行う際は、まずアルコール綿でト字管と前後のラインを消毒します（前後30cm）。
●23G針を使用し、側注ラインと本ラインを絆創膏で固定します。
●原則として輸液フィルターを通します。
●操作はトレー内で行います。

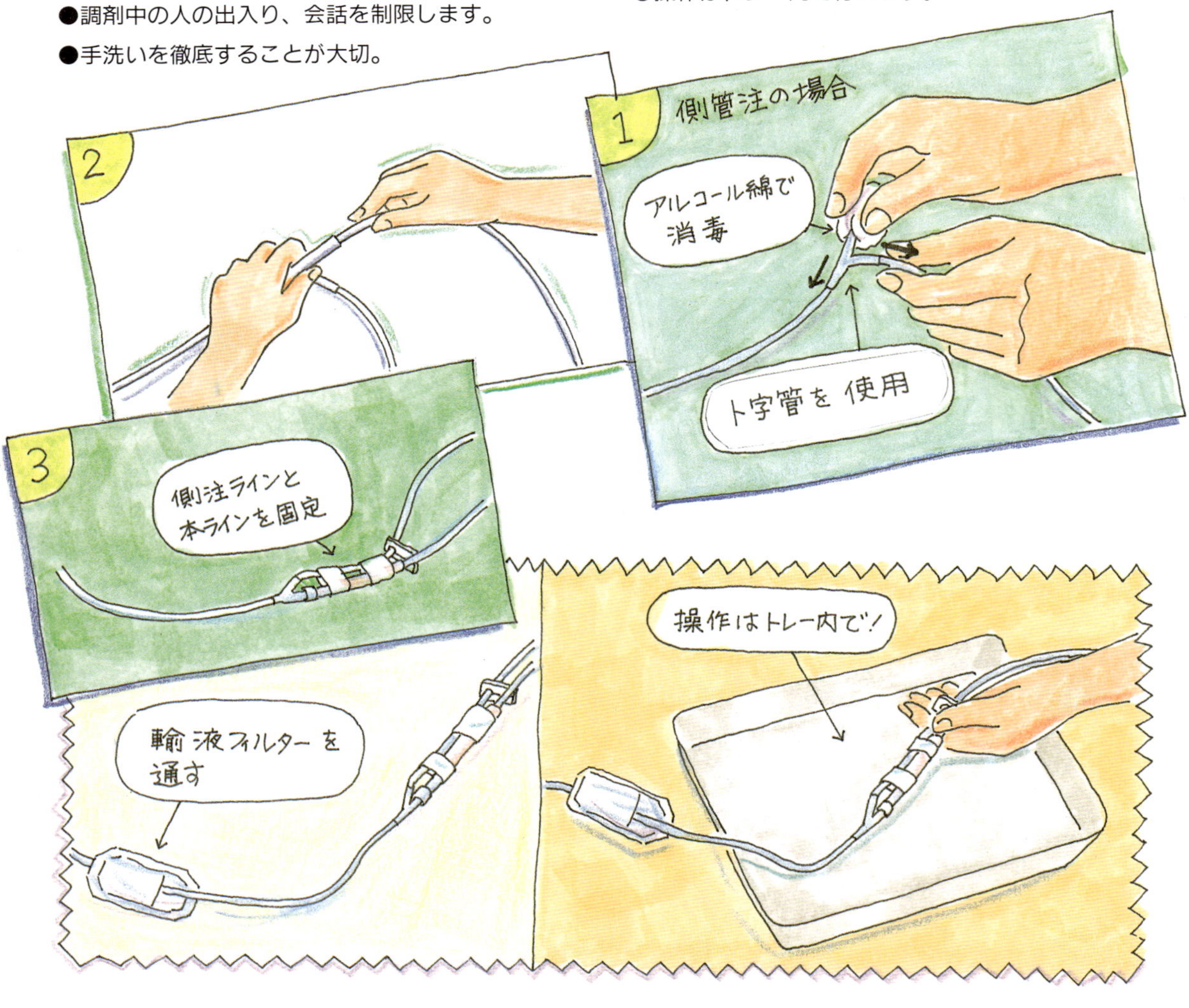

三方活栓開放時

①三方活栓を開放する場合は、まず、栓と前後のラインを消毒。輸液ラインはベッド上に置かれ、汚染されているためです。

②次に、三方活栓の死腔にある薬液を外に流します。

③接続口をヨードチンキで消毒し、側管注を行います。

④三方活栓の死腔に薬液があれば、外に流します。

⑤三方活栓のふたを長時間はずした場合は、汚染されているため、元に戻さず、インジェクションプラグを代用します。

ふたを再利用する場合は、ふたの溝を消毒します。

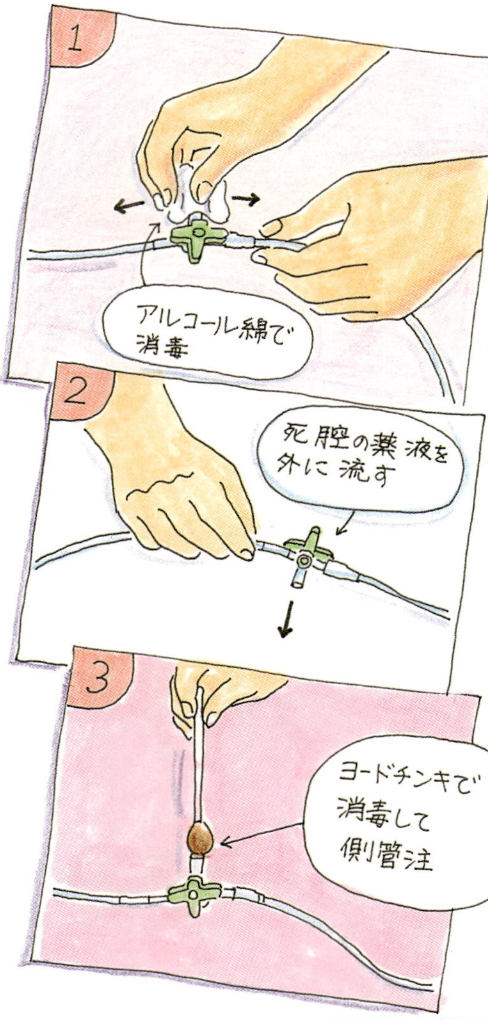

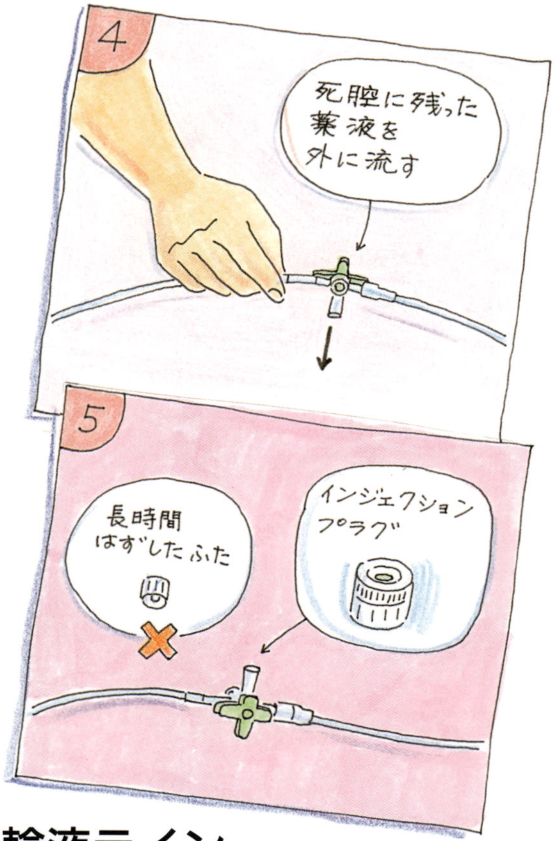

輸液ライン

●一体型ラインを使用。原則として、エクステンションチューブ、三方活栓は増やさないようにします。

●一体型ライン、インジェクションプラグは72時間以内に交換。フィルターを通さない薬剤ライン（血液製剤・脂肪製剤）は24時間以内に交換します。

●ソフトバッグにはエア針を用いず、ボトルにはフィルター付きエア針を使用。1日1回交換します。

【クローズドシステム】

●三方活栓やカテーテル接続部など開放箇所を閉鎖システムにすることで、細菌の混入を防ぎ、カテーテル由来の感染の機会を減少させます。

●細部にわたる消毒作業をすることなく、表面を70%アルコールで消毒するだけで清潔が保てます。

●針が不要なため、針刺し事故が防げます。

創傷管理には、ナースの観察が大切です

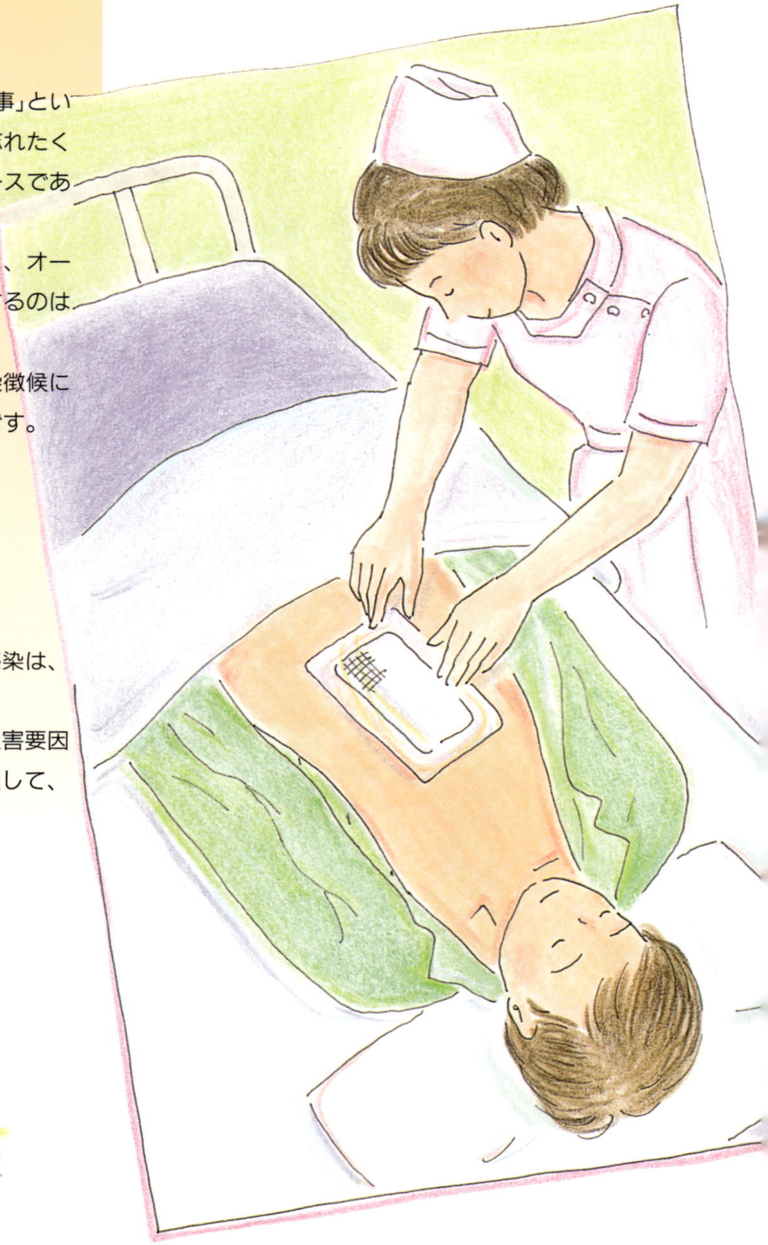

ナースはともすると、「創傷管理は医師の仕事」といった認識を持ってしまいがちです。ただ、忘れたくないのが、24時間患者さんと接するのがナースであること…。
体を動かした際にドレッシングがはがれたり、オープンドレーンからの排液がある時、処置をするのは医師よりナースである場合が多いのです。
創傷の観察をする機会が多いナースは、感染徴候に対する認識を持ってケアを行うことが大切です。

創傷の治癒を阻害するものには、
①患者の体質や基礎疾患
②全身性要因
③局所要因
があります。特に、局所要因である創傷の感染は、治癒を阻害する最大の原因。
手術創の治癒を促進するには、上の3つの阻害要因を排除するとともに、術前・術中・術後を通して、感染の機会を取り除くことが重要です。

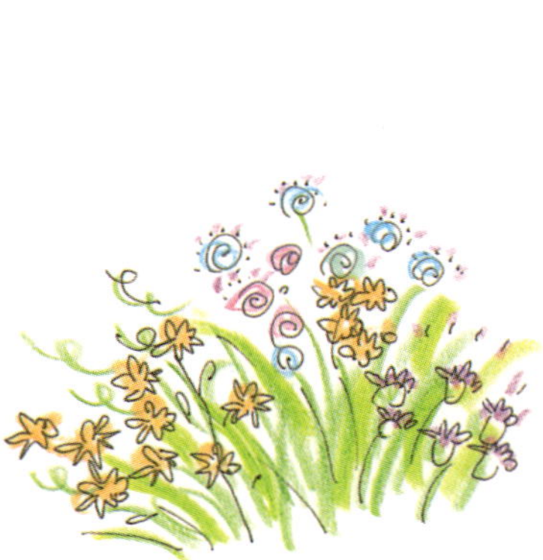

創傷感染の原因[17]

感染を引き起こす原因は、局所的因子と全身的因子とに大きく分けられます。

局所的因子

1. 患者自身の皮膚の常在菌、手術対象臓器の常在菌による感染
2. 手術室内の落下細菌、手術メンバーの手指よりの感染
3. 創縫合部の循環障害や創腔内の血腫、滲出液の貯留、壊死組織の存在
4. 縫合糸などの異物やドレーンを介した菌の侵入

全身的因子

1. 年齢（新生児・高齢者）・肥満・喫煙・悪性疾患・糖尿病・血液疾患・肝障害・腎障害など、患者自身の要因や体質、基礎疾患
2. 低酸素状態・低栄養状態・循環不全・貧血・ステロイドや免疫抑制剤投与・免疫力低下など、全身性の要因

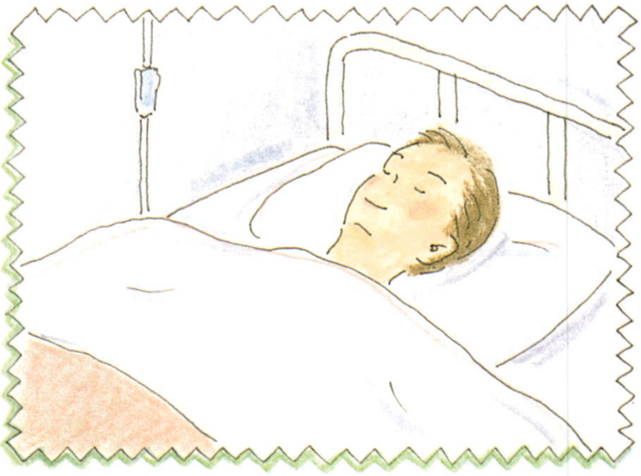

創感染の観察ポイント

局所

発赤・腫脹・熱感・疼痛・滲出液（色・匂い・量）・創部内液貯留所見（波動）

全身

発熱・白血球や炎症反応の増加
高度の創感染時には、悪寒・戦慄を示し、敗血症をきたすことがあります。

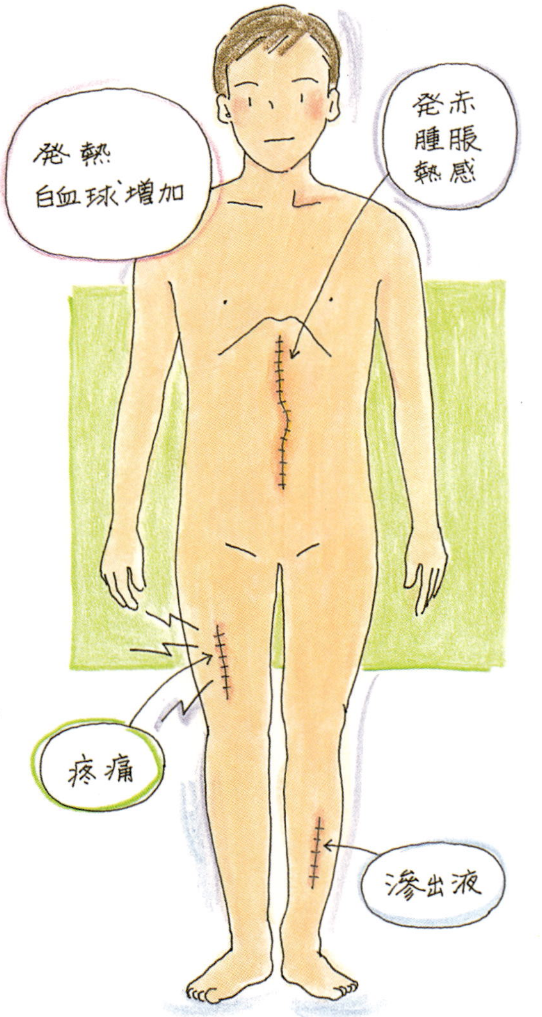

手術創の感染予防

創面の清浄度は、創感染率に大きく影響しています。清浄度の水準を低下させないことが、感染予防にもっとも大切。
手術前から創面の清潔を保ち、手術後の創傷ケアにあたっても、無菌的操作を徹底して行うことが必要になります。

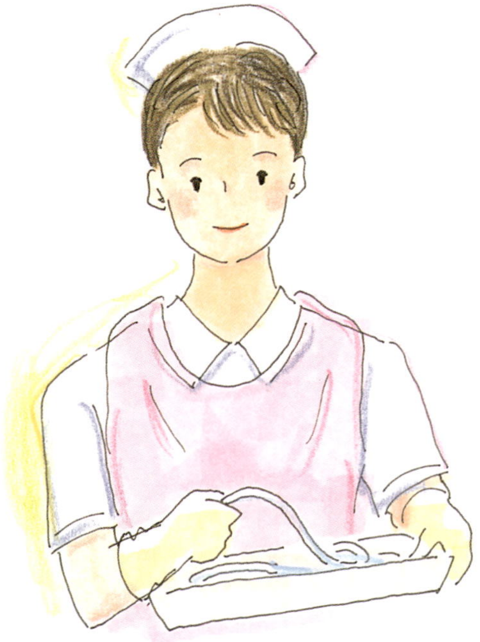

術前の除毛法

カミソリによる剃毛は、皮膚にみえない傷をつけ、かえって感染の危険を増大させます。
はさみやサージカルクリッパーで毛を切り取ったり、除毛剤を使う方法がよいでしょう。

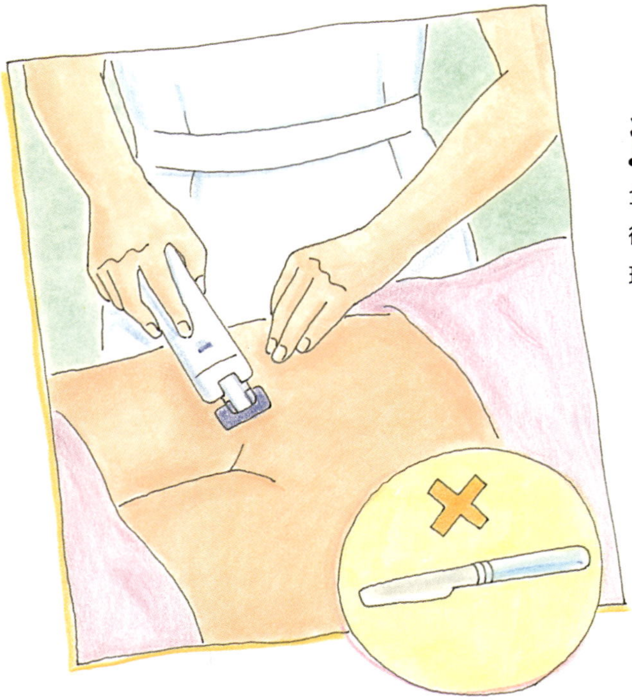

術前の皮膚の清潔

全身シャワーは、皮膚の細菌数を減少させます。手術前はなるべく全身シャワーを浴び、シャワーが無理な場合は、全身清拭を行います。

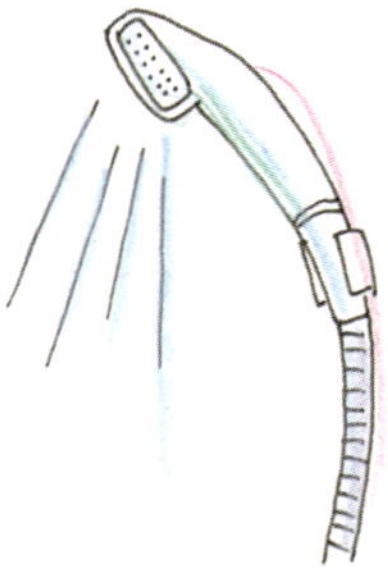

ドレッシング交換

創傷は、術後48～72時間で創面が閉鎖されます。この間、フィルムドレッシング材が使用され、かつ創面からの滲出液がない場合は、抜糸までそのままにします。滲出液がある場合は、ドレッシング交換が必要です。
滲出液がしみたガーゼは、寝衣やリネンを汚染し、感染の可能性を高めます。

【手技のポイント】

●創傷部位と状態により、ドレッシング材を選択。滲出液が少ない部位は、創面を観察でき、湿潤環境を保持し、治癒を促進させるウェットドレッシング(フィルムドレッシング)を使用。滲出液がある場合は、ドライドレッシング（ガーゼ）を使用します。

●施行者・介助者は患者ごとに手指の消毒を行い、手袋を着用。複数の創傷がある患者ではよりきれいな創から、複数の患者に行う場合はよりきれいな創を持つ患者から交換を行い、交差感染を防ぎます。

●患者１人に１回分の必要物品を用意。ドレッシングカートは交差感染の原因になるため、使用を控えます。やむをえず使用する場合は、物品の取り扱いに注意し、交差感染を防ぎます。

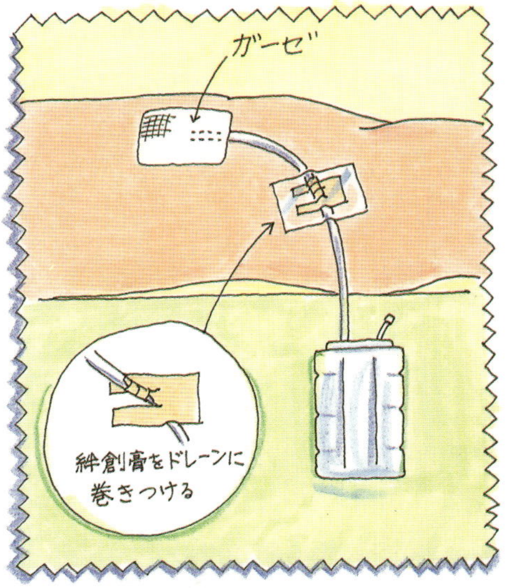

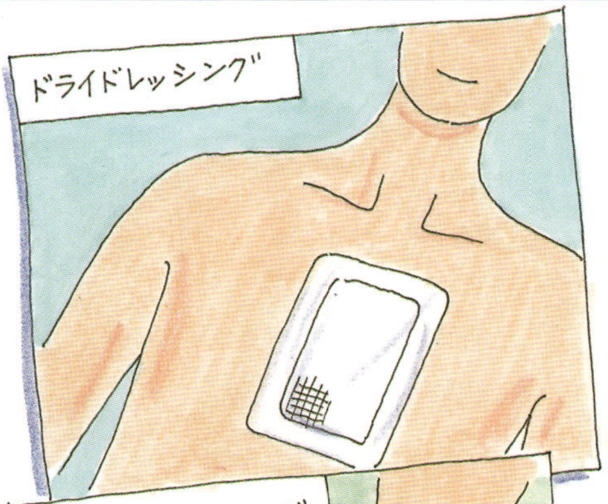

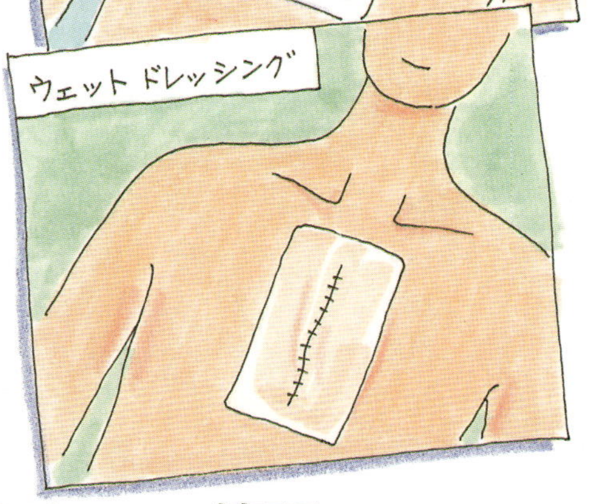

ドレーン管理

ドレナージは、創腔、膿瘍腔に血液、リンパ液、膿滲出物、分泌物などが貯留するのを防ぎ、感染や縫合不全の予防・早期発見のために行われます。

【管理のポイント】

●ドレーンを確実に固定し、自然抜去や事故抜去を防止します。

●排液量は日々減少し、性状は血性から漿液性へと変化します。排液の量・性状を観察し、定期的に廃棄します。

●排液が体内に逆流すると、感染につながる恐れがあります。ドレーンバッグは必ず体より下になるようにし、逆流を防ぎます。

●ドレーン挿入部も創傷と同様に、滲出液がなければドレッシング材で覆い、感染徴候がない場合は、抜去までそのままにします。挿入部からの滲出液がある場合は、ドライドレッシングとします。

ドレッシング交換の実際

1

手を洗います。

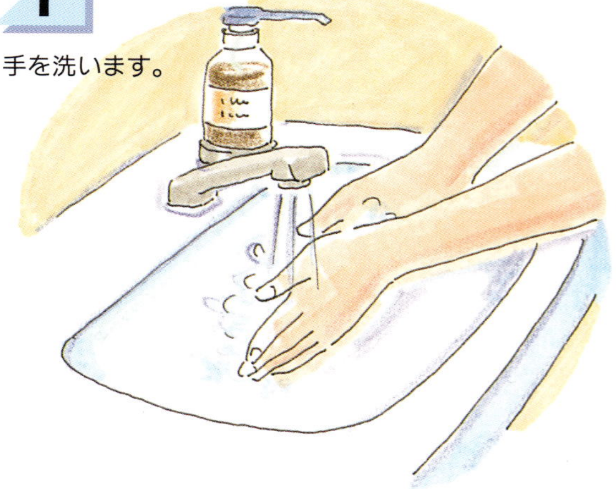

2

必要物品をトレーに準備します（未滅菌手袋、ポビドンヨード液、滅菌綿棒２本、ゴミ用ビニール袋、フィルムドレッシング材またはガーゼ。ガーゼの場合は、さらに鑷子、テープ）。

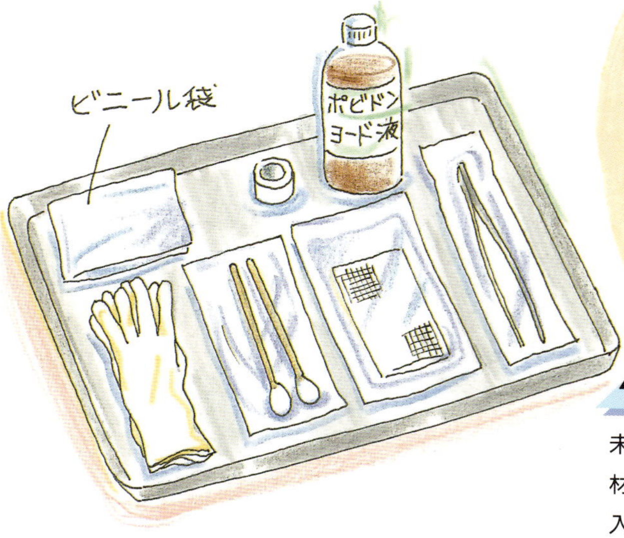

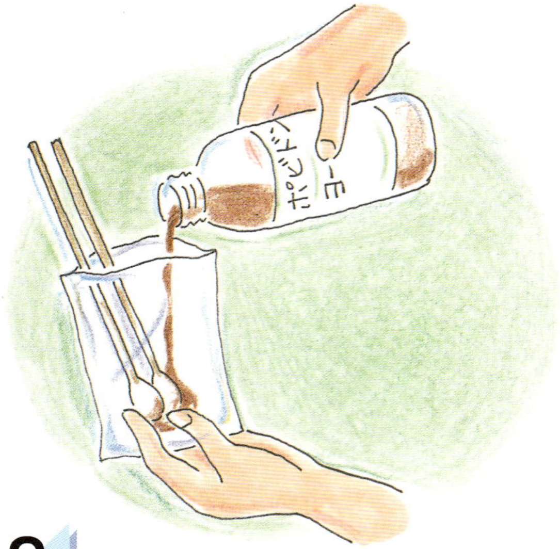

3

滅菌綿棒の袋にポビドンヨード液を入れます。

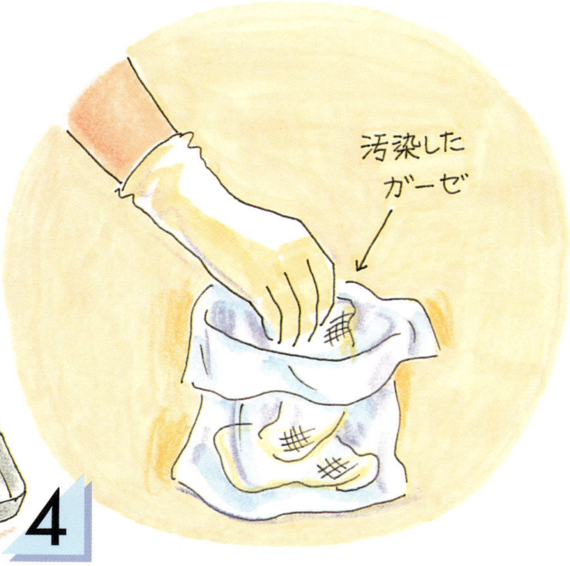

4

未滅菌手袋をつけ、汚染したフィルムドレッシング材やガーゼを取り除きます。ガーゼをビニール袋に入れ、手袋をはずします。

5

ポビドンヨード液を染みこませた綿棒で消毒を２回行います。１回目は広範囲に、２回目は初回より小さい範囲で行います。閉鎖式ドレーンがあり、十分に消毒できない場合は、固定をはずしておきます。

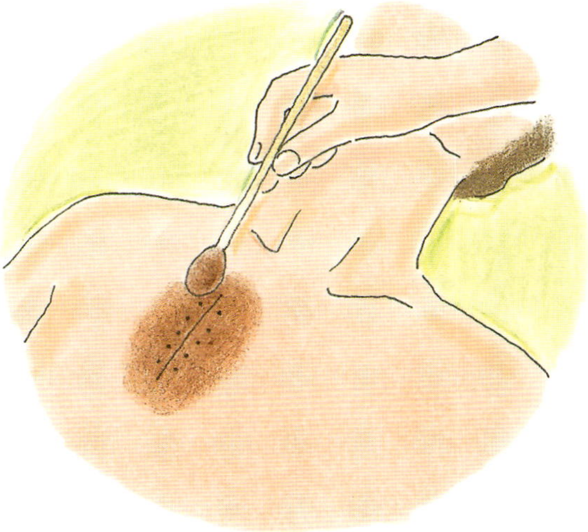

6

消毒薬が乾燥したのを確認し、創傷の状態に応じてウェットドレッシング法・ドライドレッシング法を行います。

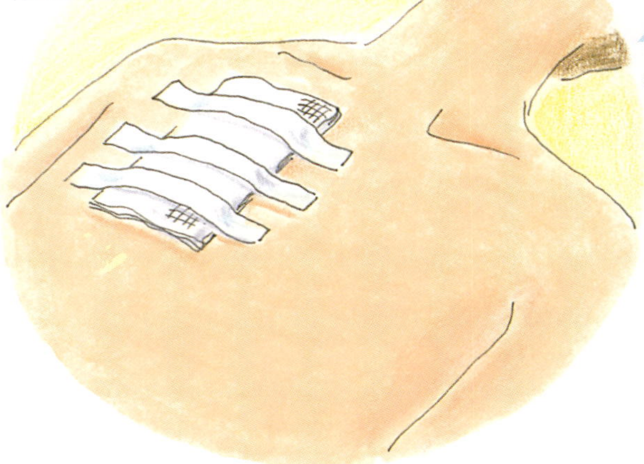

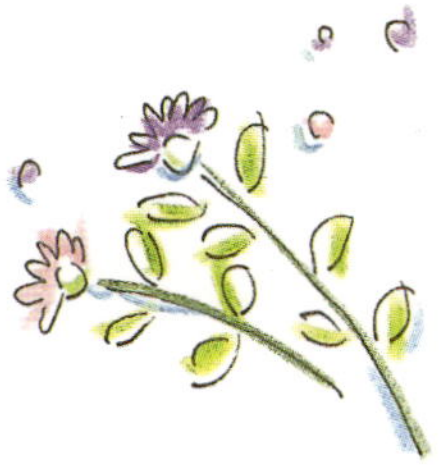

7

後片付けを行います。ガーゼや綿棒はビニール袋にまとめ、医療廃棄物として処理します。

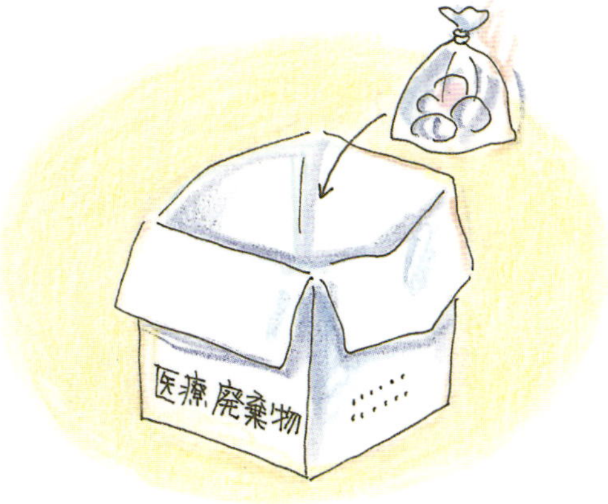

8

手を洗います。

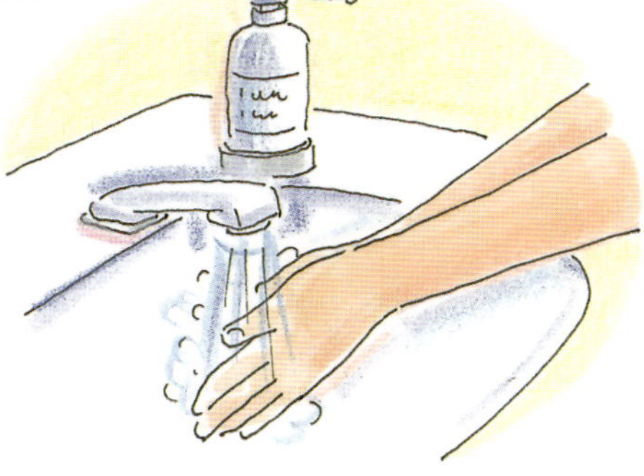

尿道カテーテル留置は、感染の大きな要因

尿道カテーテルの留置は、多くの患者さんに一般的に行われている処置のひとつですが、これが院内感染を起こす大きな要因のひとつになっています。院内感染を起こした患者さんのほとんどが、尿道カテーテル操作を受けたことがあるといわれます。

カテーテルを尿道に挿入することは、細菌に進入路を用意すると同時に、カテーテルの刺激が尿路内粘膜を傷つけ、感染の危険を高めることになります。
また、もともと尿道カテーテルは、容体が重篤であったり、高齢者、糖尿病患者、がん末期患者、免疫不全患者など、感染しやすい患者さんに留置されることが多いのです。
尿道カテーテルを留置する場合は、まず必要性を十分にアセスメント。必要であれば感染防止をいつも念頭におき、適切な管理をしていくことが大切です。

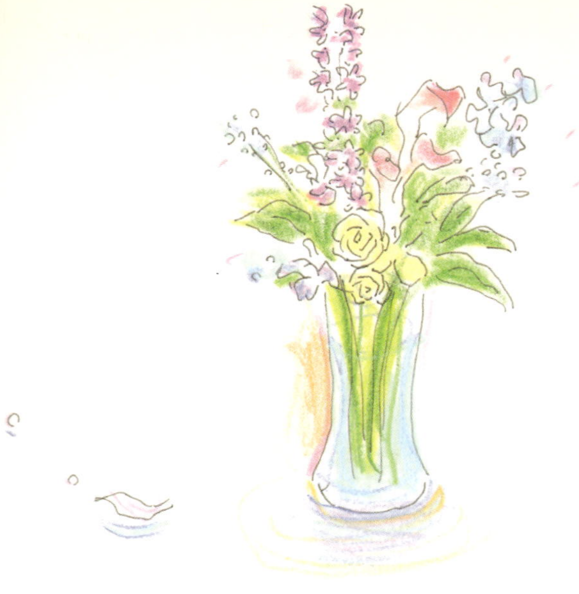

持続導尿法による感染率

通常、1回の導尿で感染が発生する頻度は1〜2％。開放式持続導尿では3日以内に80％以上、閉鎖式持続導尿でも7日以内に20〜40％に、感染が発生するといわれます。

閉鎖式持続導尿法の感染防止効果[19]

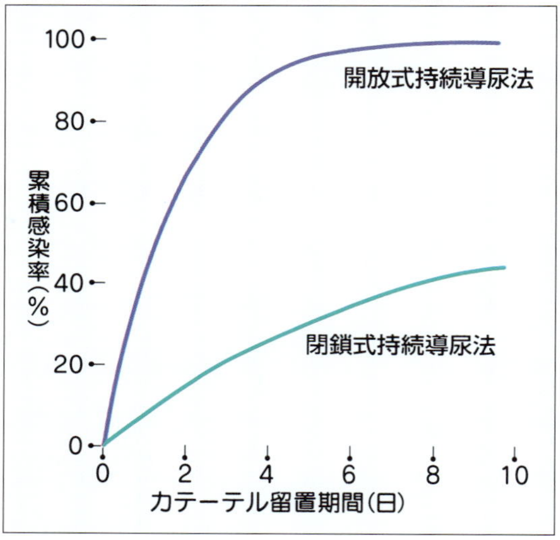

（院内感染対策研究会編：泌尿器系における院内感染対策、院内感染対策マニュアル、南江堂）

尿道カテーテル留置の適応

●尿道の閉塞がある場合。
●神経因性の尿閉がある場合。
●外科的手術後の回復を促進する場合。
●重症患者の尿量を正確に把握したい場合。

＊上記の場合でも、感染の低い方法（コンドームカテーテルなど）で管理できないかを検討する必要があります。

尿の特殊性

●尿は水分と適当な栄養分を含んでいるため、細菌にとって絶好の培地。十数時間の間に、細菌濃度は10^8CFU／mℓ前後に達します。

●細菌尿は色がついているわけでもなく、周囲に飛散すると、気づかないうちに多量の細菌が手指や環境を汚染し、交差感染の原因になります。

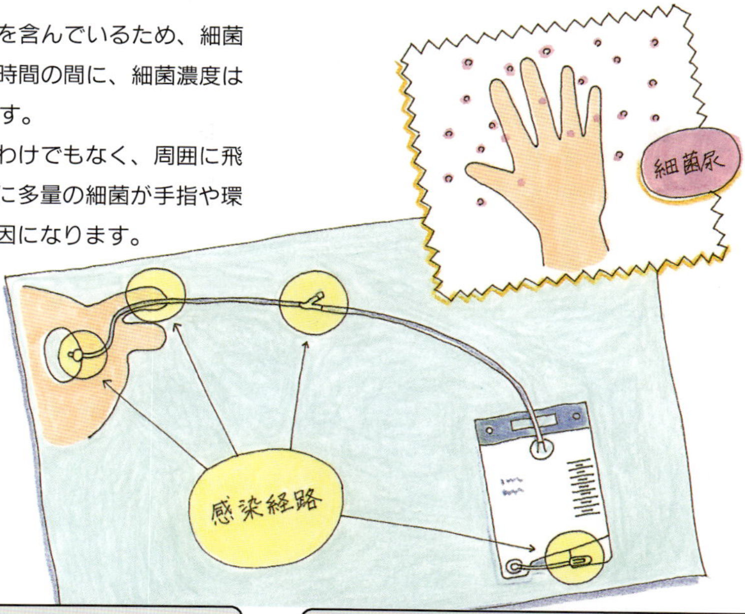

起炎菌

●尿路感染の起炎菌は、ほとんどの場合、患者自身の消化管に生息する常在菌。グラム陰性桿菌の緑膿菌、セラチア、変形菌、大腸菌、グラム陽性球菌の腸球菌やその他の真菌など、さまざまです。

●尿路感染症は、尿流停滞を起こす基礎疾患（前立腺肥大症、尿路結石症、尿路腫瘍、神経因性膀胱、膀胱尿管逆流症など）の有無により、単純性と複雑性に分類されます。

●単純性では腸管内のグラム陰性桿菌、複雑性では腸管内や病院環境にみられるグラム陰性桿菌やグラム陽性球菌が検出されます。

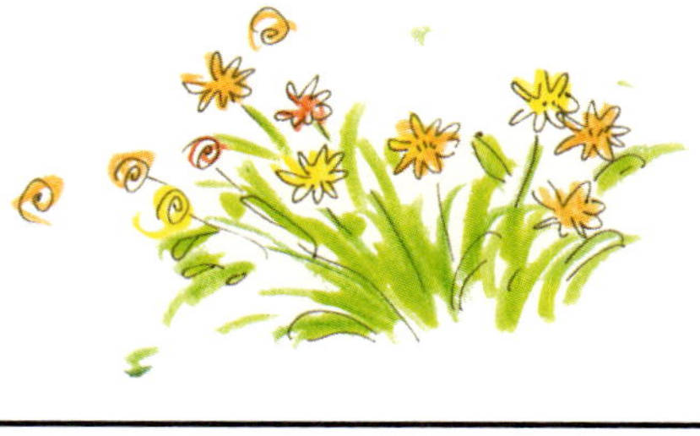

感染経路

●尿道カテーテル挿入時に、医療者の汚染された手指、不潔な操作、滅菌が不完全な医療器具などにより感染する場合があります。

●一般に、健康人の外陰部は微生物で汚染されており、尿道には常在菌が存在します。カテーテル挿入時に、尿道に存在する菌が膀胱内に押し込まれる場合があります。

●カテーテルの挿入が尿路内粘膜を傷つけ、感染性を高めます。

●カテーテル表面と尿道粘膜との隙間をぬって、鞭毛を持つ細菌などが膀胱内に侵入しやすくなります。

●尿道カテーテルとランニングチューブの接続をはずすことで、手やその周囲に存在した菌がカテーテル内に侵入することがあります。

●排液バッグの排液口が床や汚染された容器などに触れ、菌がバッグ内に入って増殖し、逆行性に膀胱内に入ることがあります。

尿道カテーテルの無菌的挿入

カテーテルは刺激の少ないシリコン系で、なるべく細いもの（14〜16Fr）を選び、尿道の損傷を最小限に。また、閉鎖式採尿バッグを使用して、管内性感染を防ぎます。

閉鎖式尿道カテーテルセットを使用する場合の、感染防止の手順を紹介します。

1

カテーテル挿入の必要性、留置に伴う不快感、感染の可能性について患者さんに説明し、同意を得ます。閉鎖式尿道カテーテルセットの滅菌日と破損がないことを確認します。

2

患者さんの体位を整えます。

女性は仰臥位で膝を立てます。男性は仰臥位で下肢をのばします。バスタオルなどで覆って不要な露出を避け、環境を整えます。石けんと温水で陰部洗浄を行い、外陰部の常在菌を減少させます。

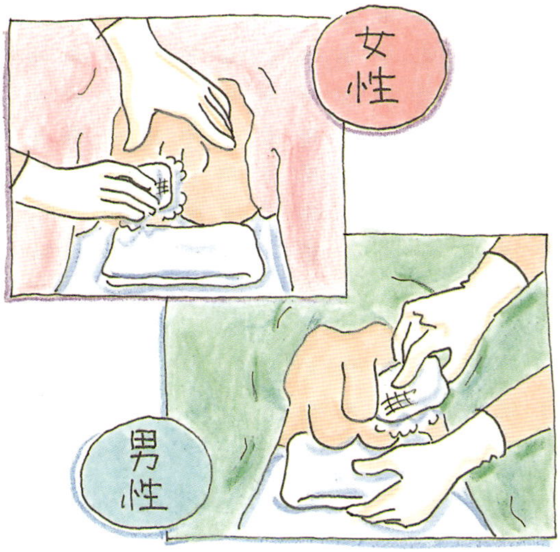

3

閉鎖式カテーテルセットを準備します。

手洗い後、カテーテルセットを開封します。セットを清潔で安定した場所に置き、清潔に開封します。患者さんの腰の下に防水シーツを敷き、清潔区域を確保します。

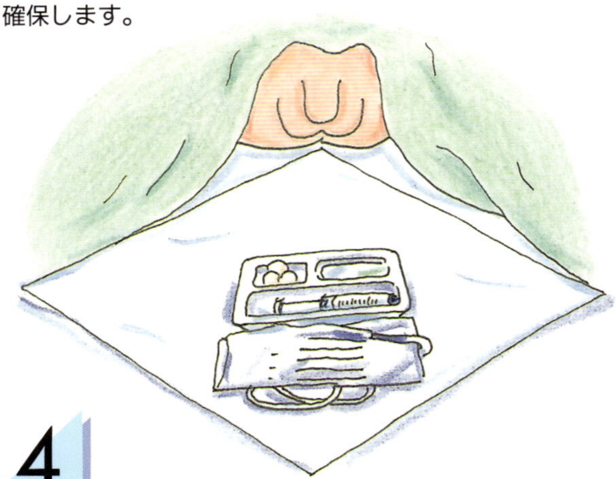

4

再度、手洗いを行い、滅菌手袋を装着。利き手が患者さんの足側にくる位置に立ちます。綿球にポビドンヨード液を注ぎ、潤滑剤をトレーにしぼり出します。

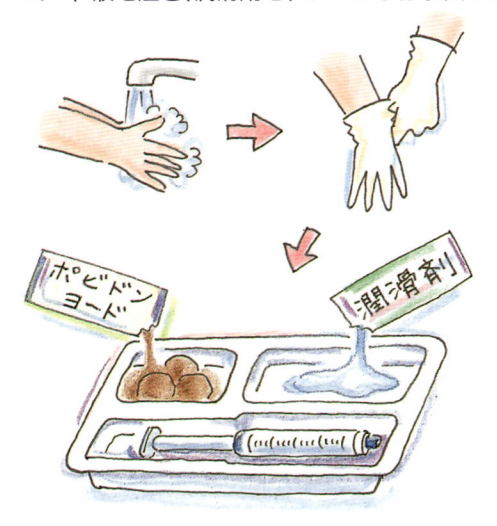

5

ポビドンヨード液で外陰部を十分に消毒します。男性の場合は、利き手と逆の手で陰茎を持ち上げ、尿道口から包皮に向かって消毒。女性の場合は、利き手と逆の手で小陰唇を開いて、尿道口がよくみえるようし、両側の小陰唇、中央部の順で前から肛門部に向かって消毒します。
消毒用綿球は、消毒部位ごとに交換。もっとも汚染の少ない部位から始め、もっとも汚染されている部位を最後に消毒し、微生物の伝播を防止します。

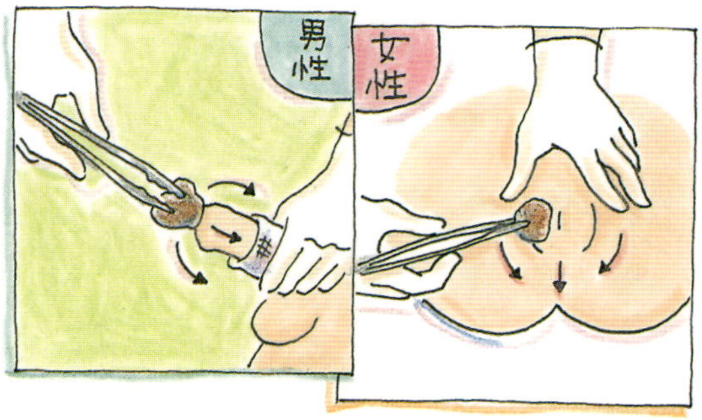

6

カテーテルに潤滑剤を塗布し、尿道口より静かに挿入します。鉗子を使用する場合は、先端が外陰部に触れないよう注意。挿入の長さは、女性は5～7㎝、男性は15～25㎝。

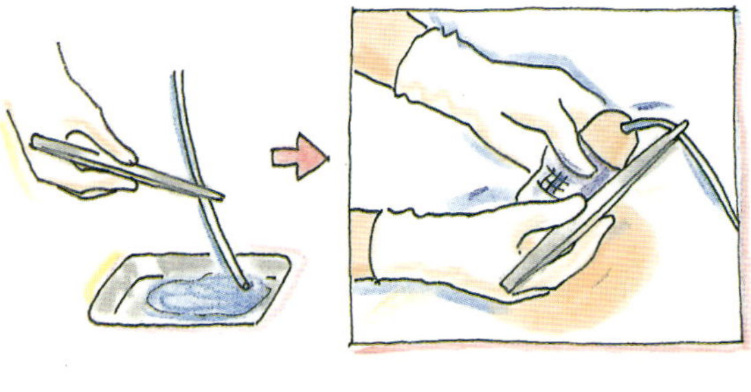

7

尿が流出したら、さらに2.5㎝ほどカテーテルを進め、蒸留水を注入してバルーンを膨らませます。

8

尿道に緊張がかからないようカテーテルを固定。男性は陰茎を上げて上腹部に、女性は大腿または下腹部にテープでとめます。

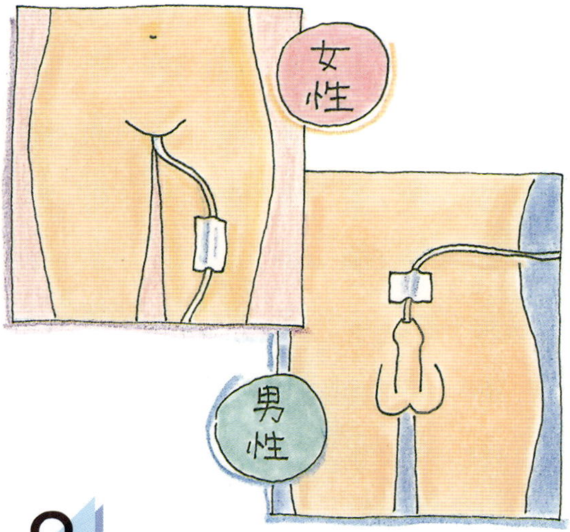

9

終了後、手袋をとり、手の清潔を保ちます。尿道カテーテルの屈曲などがないかを確認。患者さんの衣類を整えます。

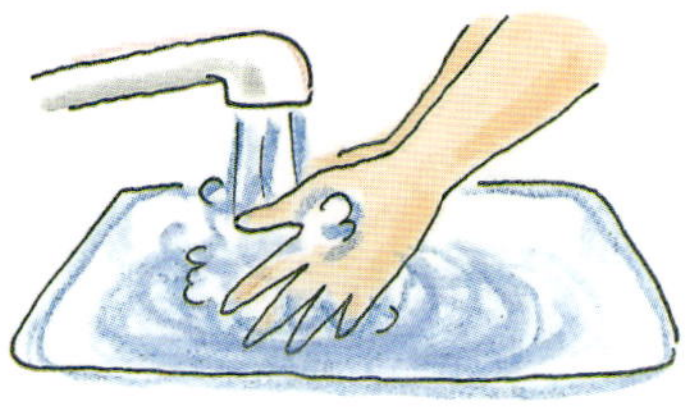

尿道カテーテルの管理ポイント

持続導尿の期間は、カテーテルを介して外界と膀胱がつながっており、感染しやすい状態になっています。汚染しやすいポイントを的確に管理し、感染を防ぎたいものです。

尿の取り扱い

●尿を取り扱う際は、スタンダードプリコーションにそって手袋を着用します。

●尿は、サンプルポートをヨードチンキで消毒し、滅菌シリンジで採取します。

●採尿バッグは膀胱より低い位置に置き、逆流防止。床に触れない高さを保ちます。

●バッグ内の尿は、各勤務（8時間）ごとに空に。

●カテーテルとランニングチューブの接続部をはずさないようにします。

●集尿容器は患者さんごとに交換し、交差感染防止。

●排液時、バッグを空にする時は、集尿容器に排液口が触れないよう注意。また、排液口に尿がたまらないよう、排液後はアルコール綿で清拭します。

●患者の移動時は、管内・バッグ内の尿の逆流を防ぐため、一時的にクランプを行います。

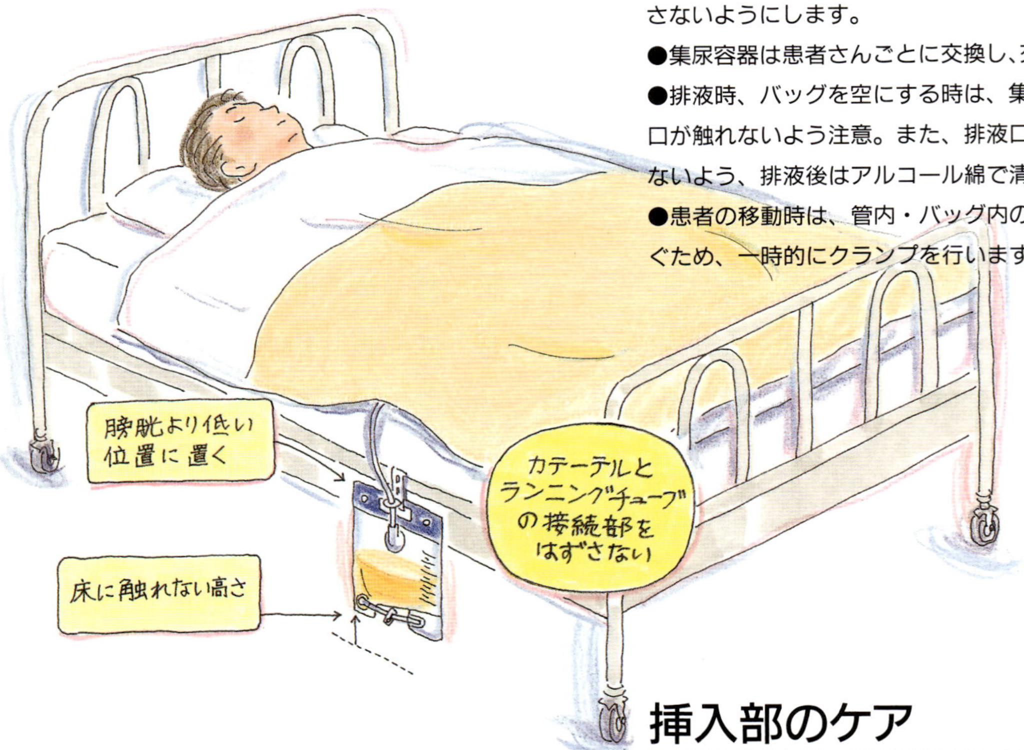

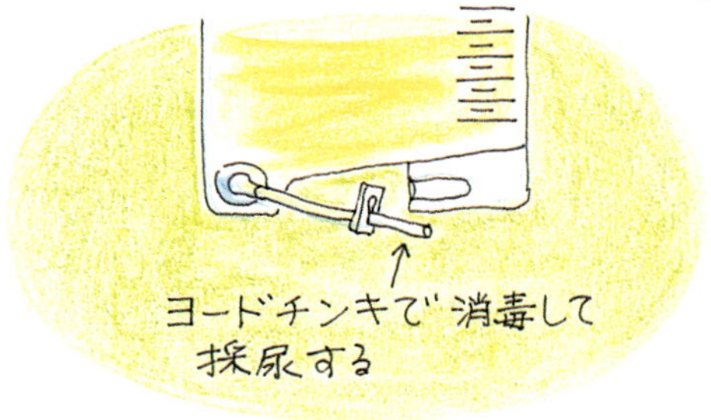

挿入部のケア

●最低1日1回は、陰部洗浄を行います。会陰部、尿道口ともに、石けんと温水で洗います。

●排便後や分泌物がある場合は、そのつど石けんと温水で洗浄します。

●シャワー浴の際はバッグを空にし、閉鎖状態を保ったまま、膀胱より低い位置に保ちます。クランプは行いません。

カテーテルの交換

●カテーテルの交換は、次のような場合に行います。

①尿路に閉塞が認められた場合

②閉鎖式システムの接続をはずしたりして、汚染が生じた時

③尿もれなど、閉鎖式採尿システムがうまく機能しない時

④カテーテル内に異物が認められた時(結石、痂皮)

●カテーテルは、尿の流出がスムーズなら、最低でも4週間間隔で交換します。

●細菌尿を検出している場合、尿混濁がある場合は、1～2週間で適宜、交換します。

●カテーテルを交換する際には、必ず採尿バッグも交換します。

●カテーテルの交換日をバッグに記入し、留置期間がわかるようにします。

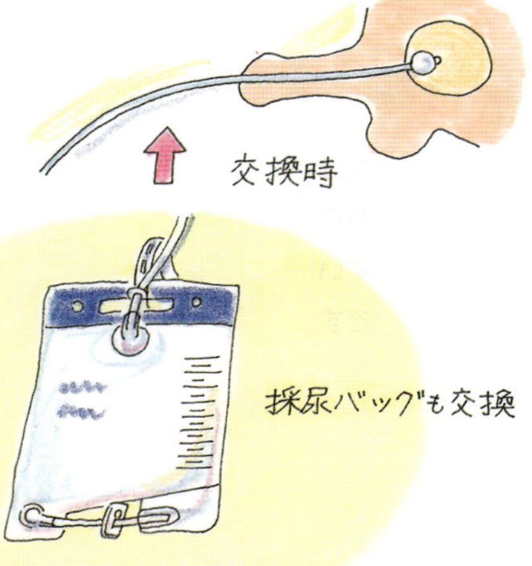

そのほかの注意点

●膀胱洗浄は、カテーテル閉塞が疑われる場合のみ、無菌的に行います。

●水分制限がなければ、十分な水分摂取を勧めて、排尿を促します。

●カテーテルは、できるだけ早期に抜去する必要があることを忘れないように、毎日アセスメントする必要があります。

●カテーテルの抜去は、尿を十分に排出させてから行います。この際、カテーテルをクランプする必要はありません。尿を停滞させることは細菌の繁殖を招き、尿路感染の原因になります。

●カテーテル挿入時は毎日尿の性状を観察し、感染徴候の有無をアセスメント。尿の混濁・血尿、発熱や恥骨上の圧痛などがあり、尿路感染が疑われる場合はカテーテルの抜去、または交換を検討します。

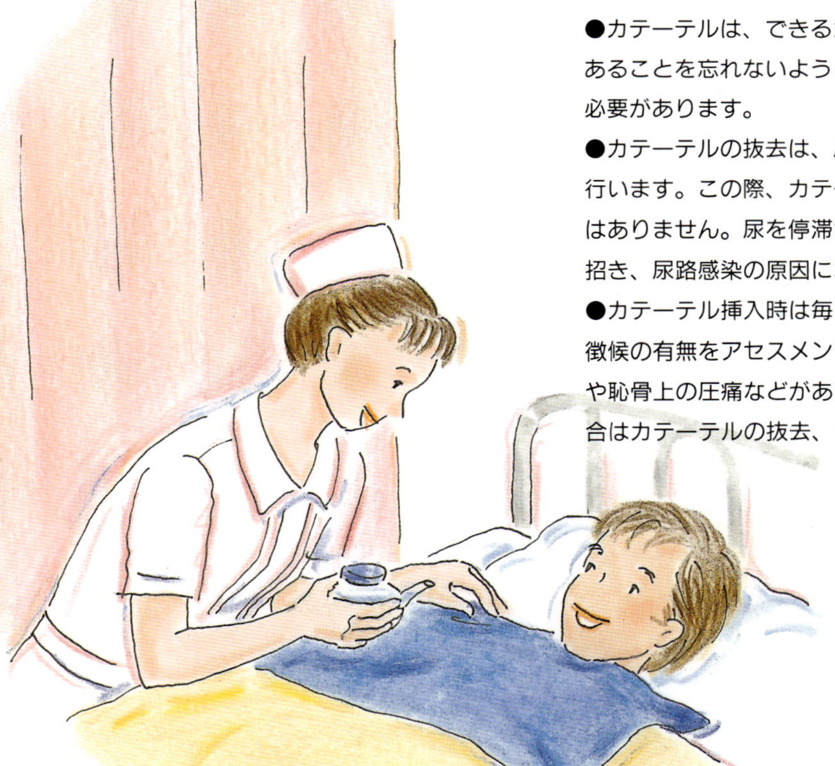

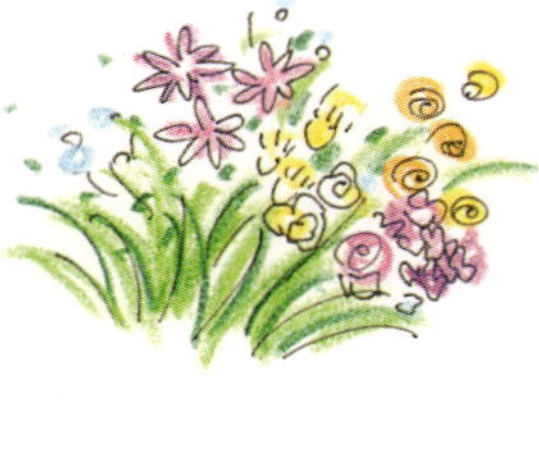

INFORMATION

医療者の針刺し対策

針刺しを防ごう!

針刺しは、使用した注射器をリキャップした時、また針の廃棄時などに、高い頻度で起きています。患者さんを守ると同時に、自分自身の安全を守るため、次のようなポイントに注意してください。

①

注射針のリキャップは事故のもと。リキャップする場合は片手操作法、すくい上げ法などを実施します。

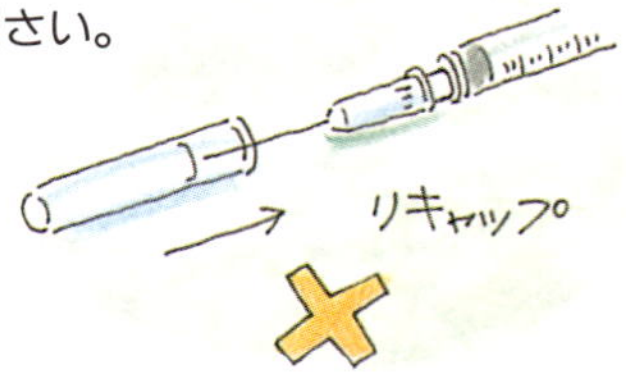

②

注射器は単独で持ち歩かず、必ずトレーに入れます。

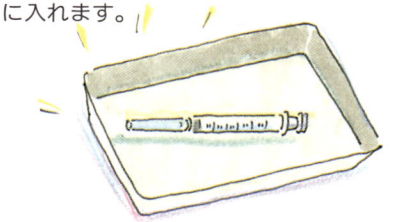

③

注射針は使用後、ただちに廃棄することのできるシステム、または安全装置のついた針を導入してください。

④

ほかの仕事をしながら、針を扱わないよう注意！

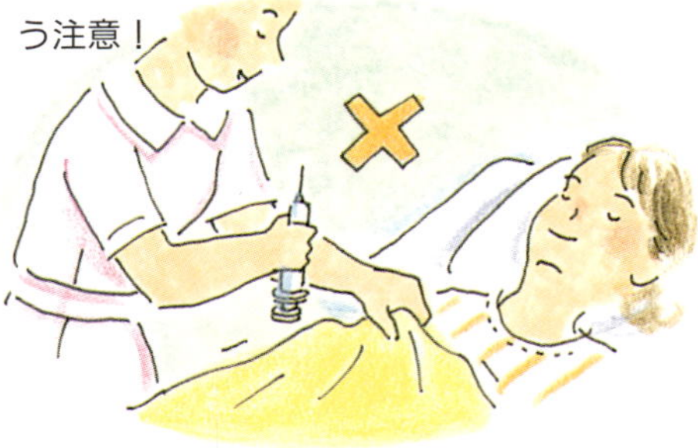

万一、針を刺してしまった場合は…

①

ただちに、刺入部から血液を絞り出しながら、流水下で洗い流します。

②

上司または責任者に報告し、施設で決まった方法で対応します。

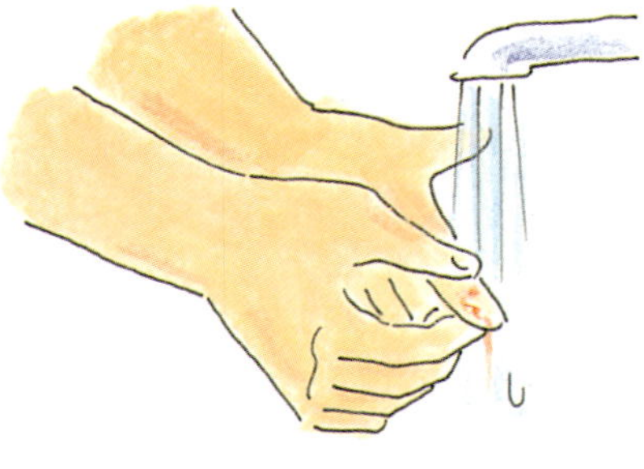

針刺し事故による感染率は、B型肝炎ウイルスで6～30%、C型肝炎ウイルスで2～10%、エイズウイルスで0.3%という報告があります。
エイズは十分な治療法が確立されておらず、C型肝炎のワクチンも未開発。B型肝炎はワクチンがあります。
このように大きな危険が伴う針刺しは、絶対に防ぎたいものです。

ワクチン接種

ワクチン接種を受けよう!

医療者は万が一の感染に備えて、ワクチン接種を受けておきたいもの。針刺しによるB型肝炎対策に有効です。水痘・帯状疱疹、麻疹、風疹、流行性耳下腺炎は、これらの患者と接する機会もあるため、免疫を持つことは自分自身を守るために重要です。
医療者が罹患してしまったり、免疫がないのに感染患者と接してしまうと業務停止、出勤停止などもありえます。施設にとっても、自分自身にとっても大きな損失になるだけでなく、患者さんに不利益をもたらしてしまいます。インフルエンザも含めて、これらの医療者の接種が望まれるワクチンは、安全性も高く、有効といわれています。

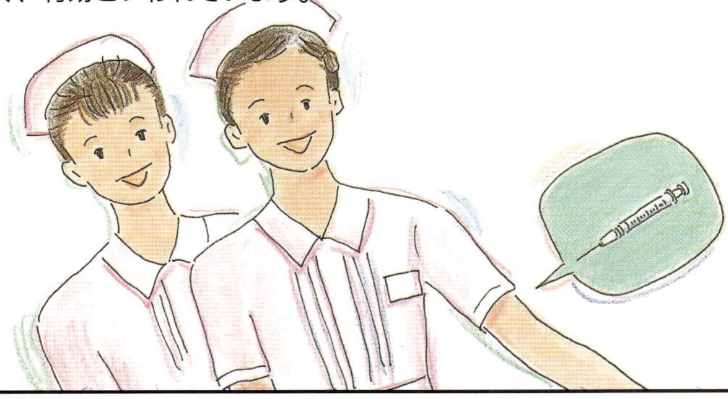

日常業務を再点検

事故防止は、意識を変えることから

事故を防止して、感染を予防するのは、あなた自身の「意識と行動」です。惰性で業務をこなしたり、慣れた処置だからと注意を怠っている瞬間はありませんか？　事故は、日常の何気ない気のゆるみに忍び寄ってきます。今日から気持ちを新たに、日常のあなたの行動を、感染予防の観点から再チェックしたいですね。

PART-5

家庭での感染対策

Home Care for the Patients

老化や慢性疾患により、退院後も自宅で療養するお年寄りが増えています。お年寄りなど抵抗力が弱っている易感染状態の方では、病原性の弱い微生物でも容易に感染症を発症してしまいます。そのため、在宅での予防対策が重要となります。

また、入院中にMRSAを保菌し、そのまま在宅療養へ移行するケースもみられます。MRSAに対する患者さんと家族の不安を和らげ、具体的な介護の方法を伝えたいものです。

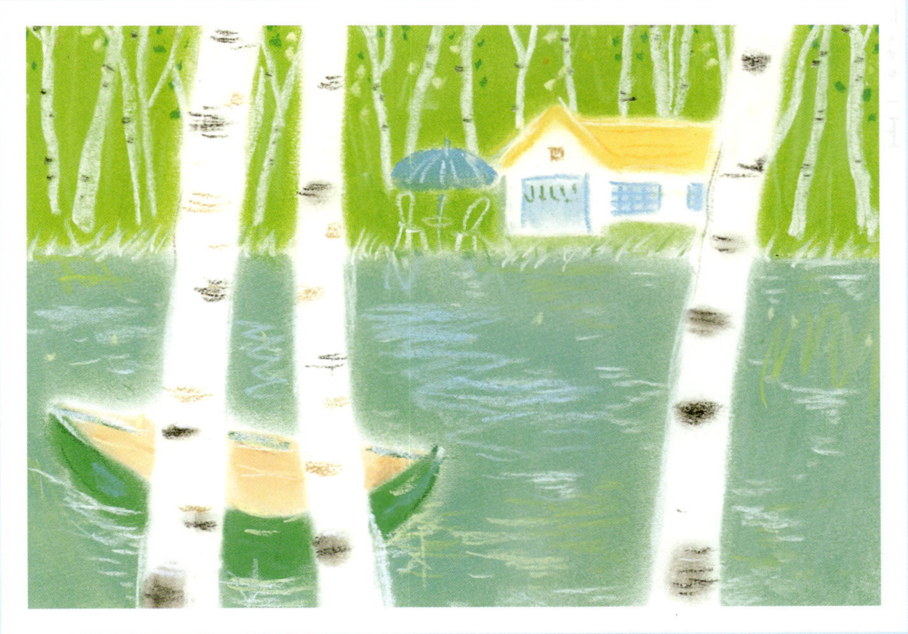

在宅感染症の予防について正しい知識を持つことが大切です

お年寄りなど、抵抗力の減弱している方を家庭で介護することに、家族は不安を抱いています。
ナースは介護を担う家族に、わかりやすく正しい知識を伝えるとともに、介護のポイントを具体的にアドバイスすることで、家族の不安を和らげることができます。
注意事項を守ることで、自宅で安心して過ごせることを納得していただくことが大切です。

在宅介護を行う方に、まず、身につけてほしい感染防止の第一歩は〝清潔・不潔の認識〟。
家庭での〝清潔〟とは、細菌がすべて取り除かれた状態ではなく、洗浄や消毒によって菌が減少した状態です。

お世話の前後に手を洗う習慣を、ぜひ、家族に実行していただきます。

在宅での静脈内高カロリー輸液など、血管内留置カテーテルが挿入されている場合は、カテーテルが感染経路になってしまうことがあるため、特に清潔に配慮し、厳重に管理することが必要です。

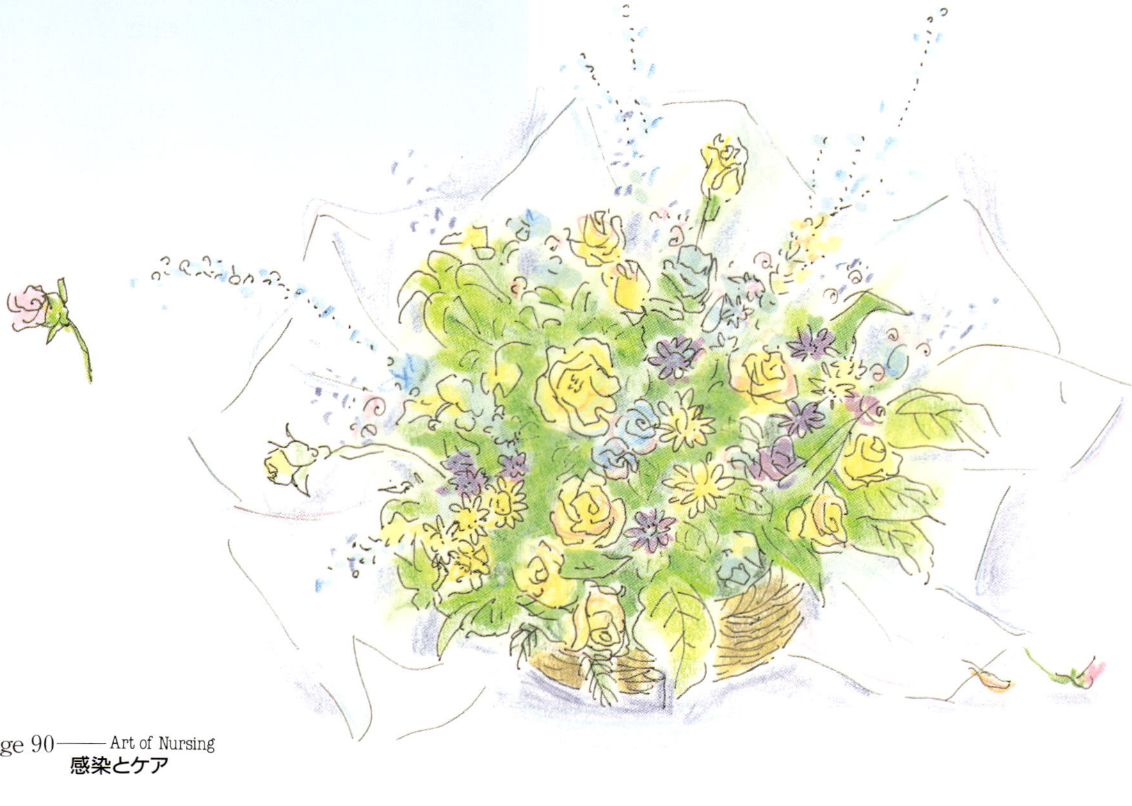

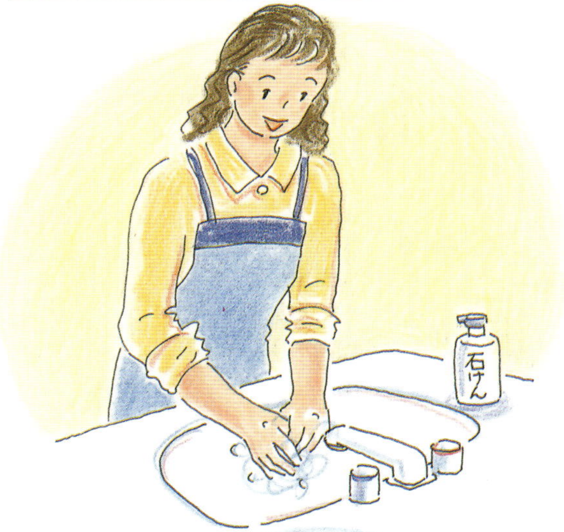

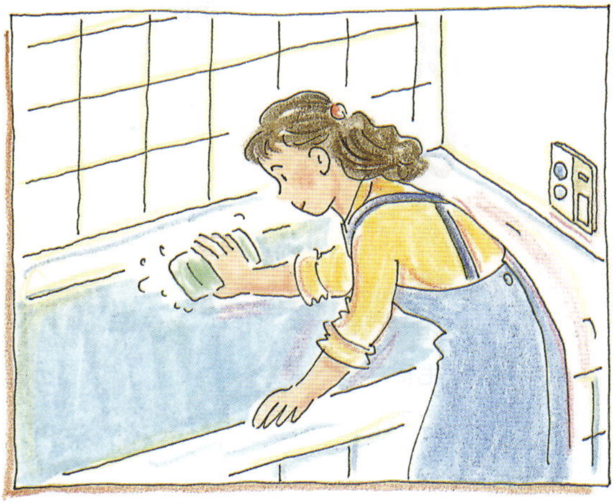

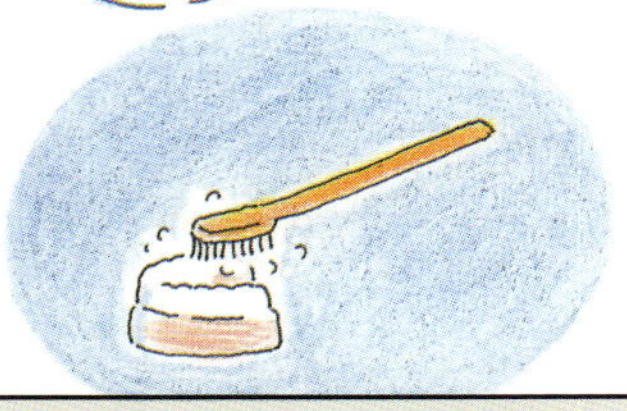

家族の清潔

●介護者が自分自身の健康管理に気をつけることが、まず、大切です。外出先などからインフルエンザウイルスなどの菌を持ち込んでしまうと、自分だけでなく、抵抗力の弱っている患者さんにもうつしてしまうことになります。

●外出から戻ったら、うがい・手洗いを行います。

●インフルエンザワクチンの接種を行い、インフルエンザを予防します。

●清潔・不潔の区別をしっかりと身につけてもらい、処置の前後には流水・石けんで手を洗います。

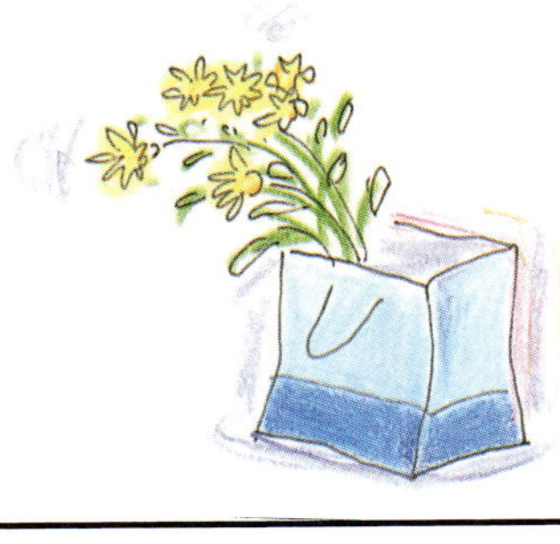

患者さんの清潔

●患者さんの状態に合わせ、可能な範囲で入浴・シャワー浴、洗髪を行って、体を清潔に保ちます。

●褥瘡や皮膚炎を起こし、菌が検出されている場合以外は、入浴・シャワー浴は普通に行います。褥瘡や皮膚炎があっても、入浴が許可されている場合は、入浴後に浴槽・浴室を洗剤で十分に洗います。

●寝たきりの方などは褥瘡を起こしやすく、創部から菌が侵入して感染を起こすことがあります。十分な栄養摂取と2～3時間ごとの体位交換を行います。

●尿道カテーテルが留置されている患者さんでは、カテーテルによる感染に気をつけます。

（P80～85参照）

●毎食後（1日3回程度）、歯磨き、義歯の洗浄を行います。外出後はうがい、手洗いを。体力の弱っている患者さんは、特にインフルエンザに気をつける必要があります。感染を防ぐため、インフルエンザワクチンの接種を行います。

環境の清潔

●寝室はできるだけ換気のできる窓があり、日差しの入る明るい部屋を選びます。畳に布団を敷いている場合は、定期的に場所を変え、湿気がこもらないようにします。

●ベッド柵など、触れることの多い家具は、こまめにふくようにします。

●浴用水や加湿器からは、レジオネラ菌などが分離されやすいので、定期的な水の交換、加湿器の容器の洗浄・乾燥を行います。

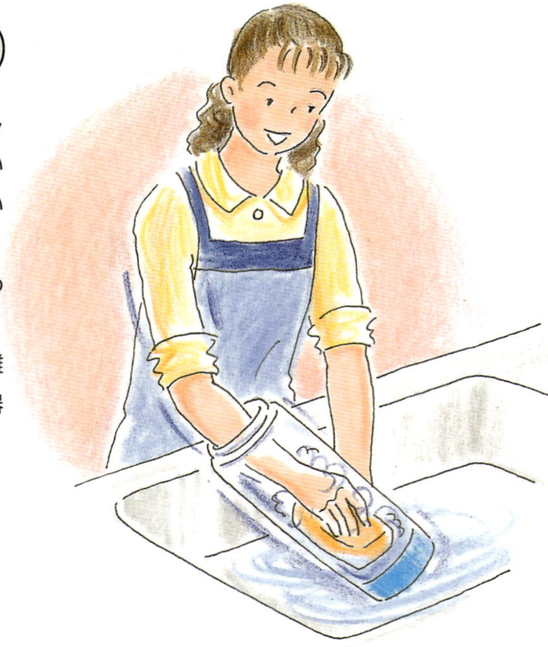

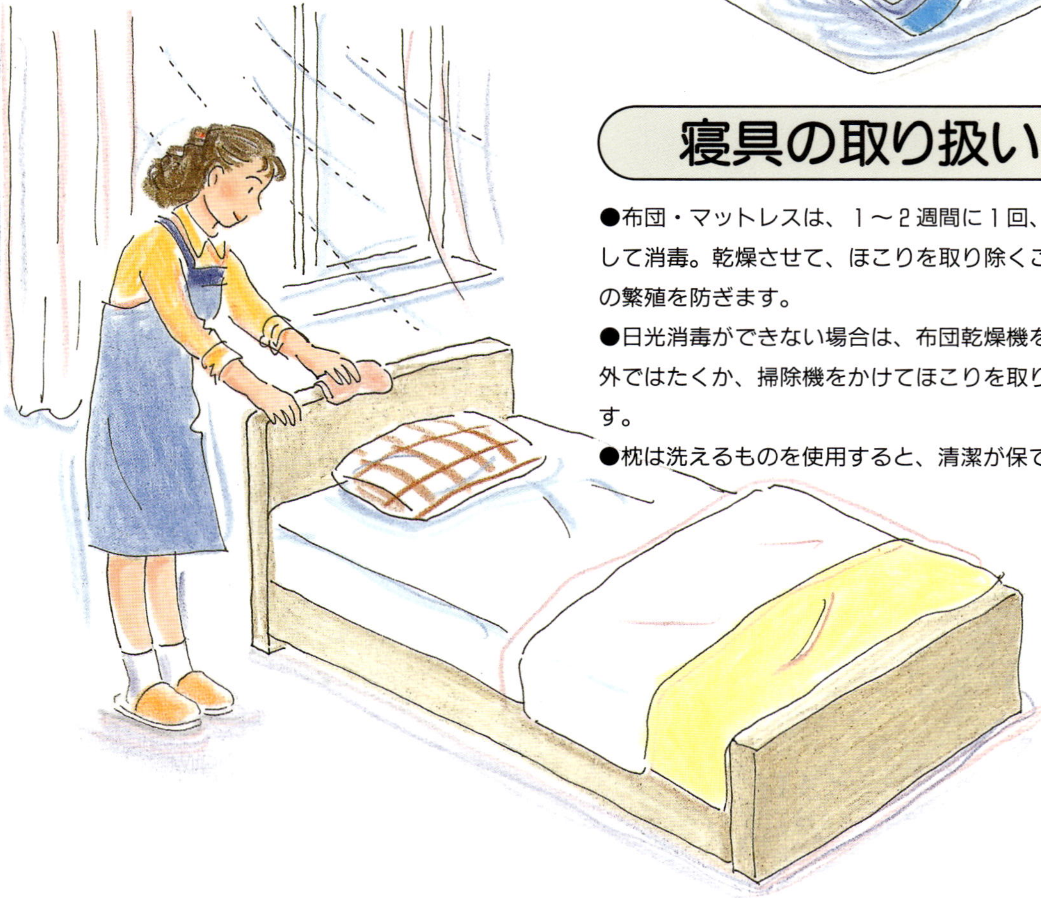

寝具の取り扱い

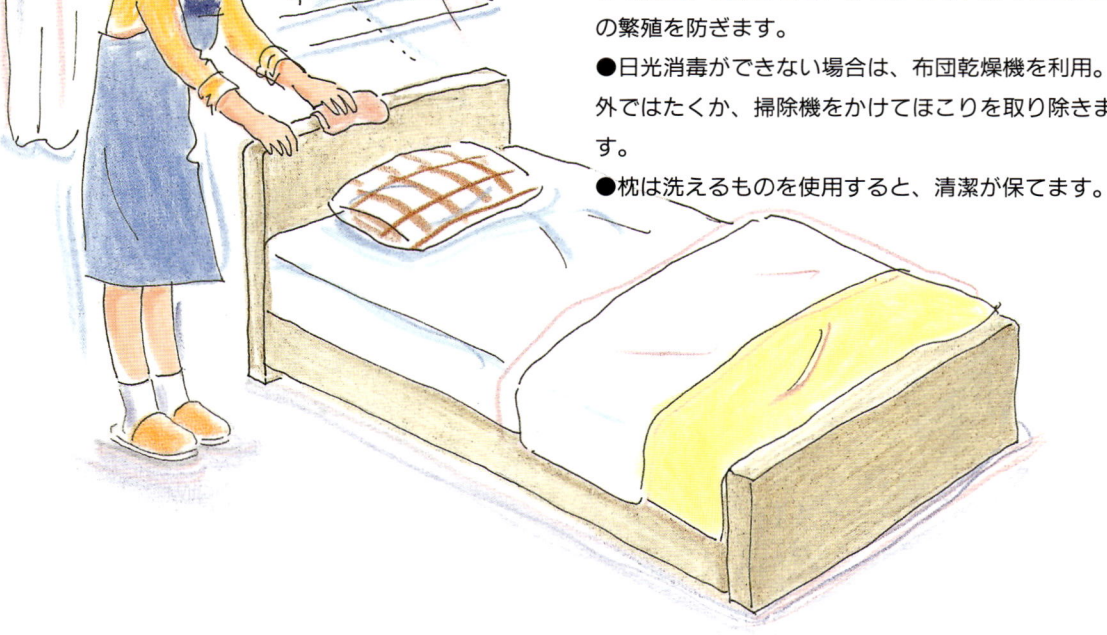

●布団・マットレスは、１～２週間に１回、陽に干して消毒。乾燥させて、ほこりを取り除くことが菌の繁殖を防ぎます。

●日光消毒ができない場合は、布団乾燥機を利用。外ではたくか、掃除機をかけてほこりを取り除きます。

●枕は洗えるものを使用すると、清潔が保てます。

分泌物・排泄物の処理

痰・鼻汁

●痰を吸引する前後は、石けんで手を洗います。

●吸引びんを使用している場合は、たまった痰はトイレに捨てます。びんは洗剤で洗ってから、再び使用します。

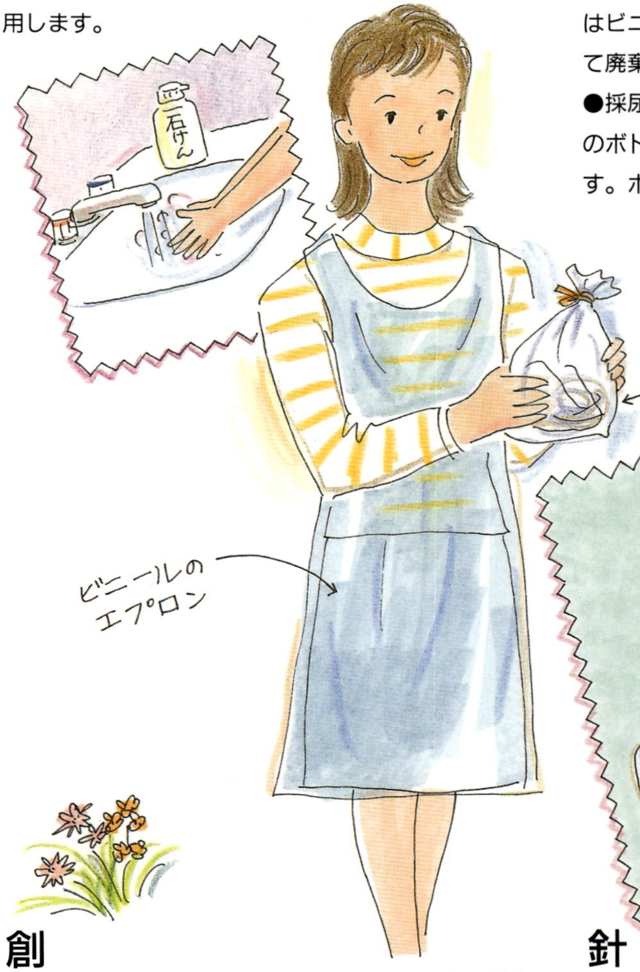
石けん
ビニールのエプロン

尿・便

●排泄後、患者本人・介助者は、石けんで手を洗います。

●排泄物は、すみやかにトイレに流します。おむつはビニール袋に密閉し、地域の廃棄物処理法に従って廃棄します。

●採尿バッグの尿は、プラスチックボトル（飲料水のボトルの口を切るなど）に空け、トイレに捨てます。ボトルは洗剤で洗い、乾燥させます。

分泌物
洗剤で洗って再使用
痰

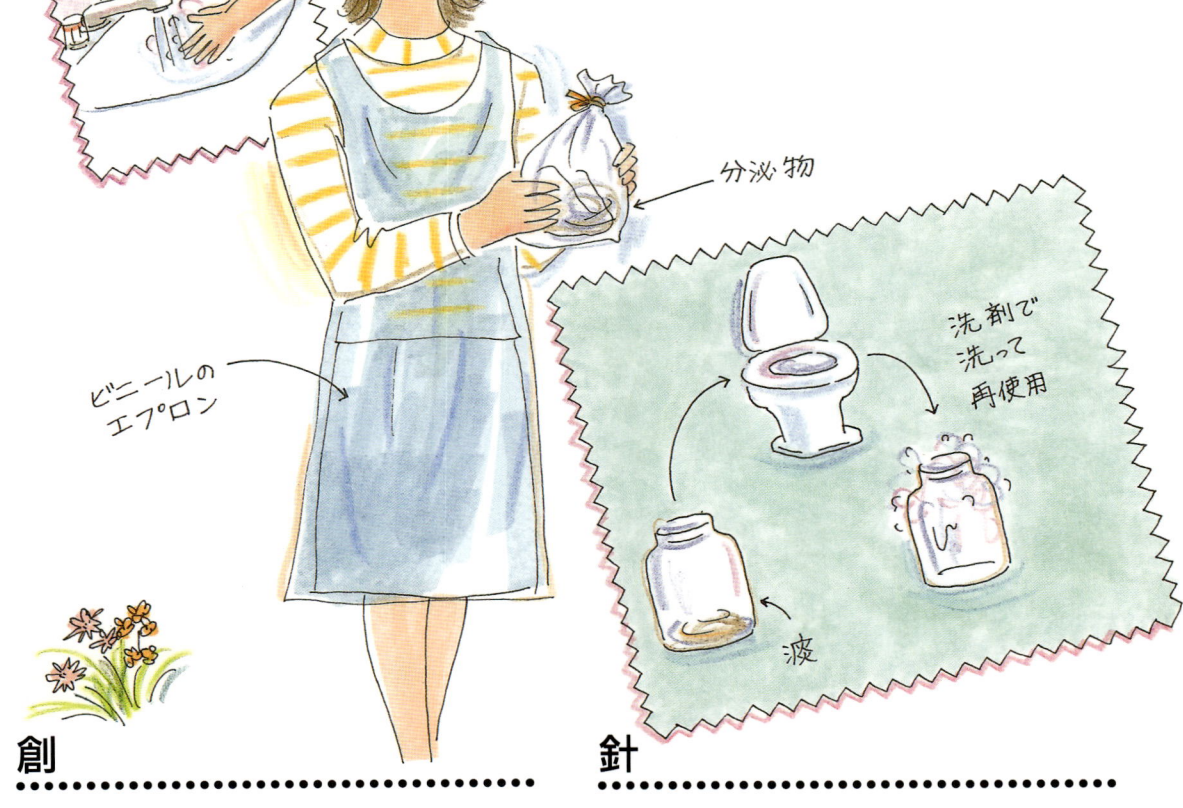

創

●包帯交換を行う前後には、石けんで手を洗います。

●汚染ガーゼはビニール袋に密閉し、おむつと同様に、地域の廃棄物処理法に従って廃棄します。

針

●訪問看護ステーションなどが回収してくれる場合もあります。

●かかりつけの病院で回収してもらう際は、病院から渡される容器を使用し、病院へ持っていきます。

耐性菌の問題について

患者さんが耐性菌を病院で保菌し、そのまま在宅での療養に移行する場合、〝耐性菌は薬が効かないこわい菌〟というイメージをもっていることがあります。ナースは正しい知識を提供し、家族の在宅介護への不安を和らげることが大切です。

耐性菌は、侵襲的処置を受けたり、極端に免疫レベルの低下した患者さんには致命的となることがありますが、在宅に移行した患者さんで問題になるケースは少なく、また検出されなくなる場合もあります。保菌状態が長期化するMRSAを参考に、退院指導を実施しましょう。

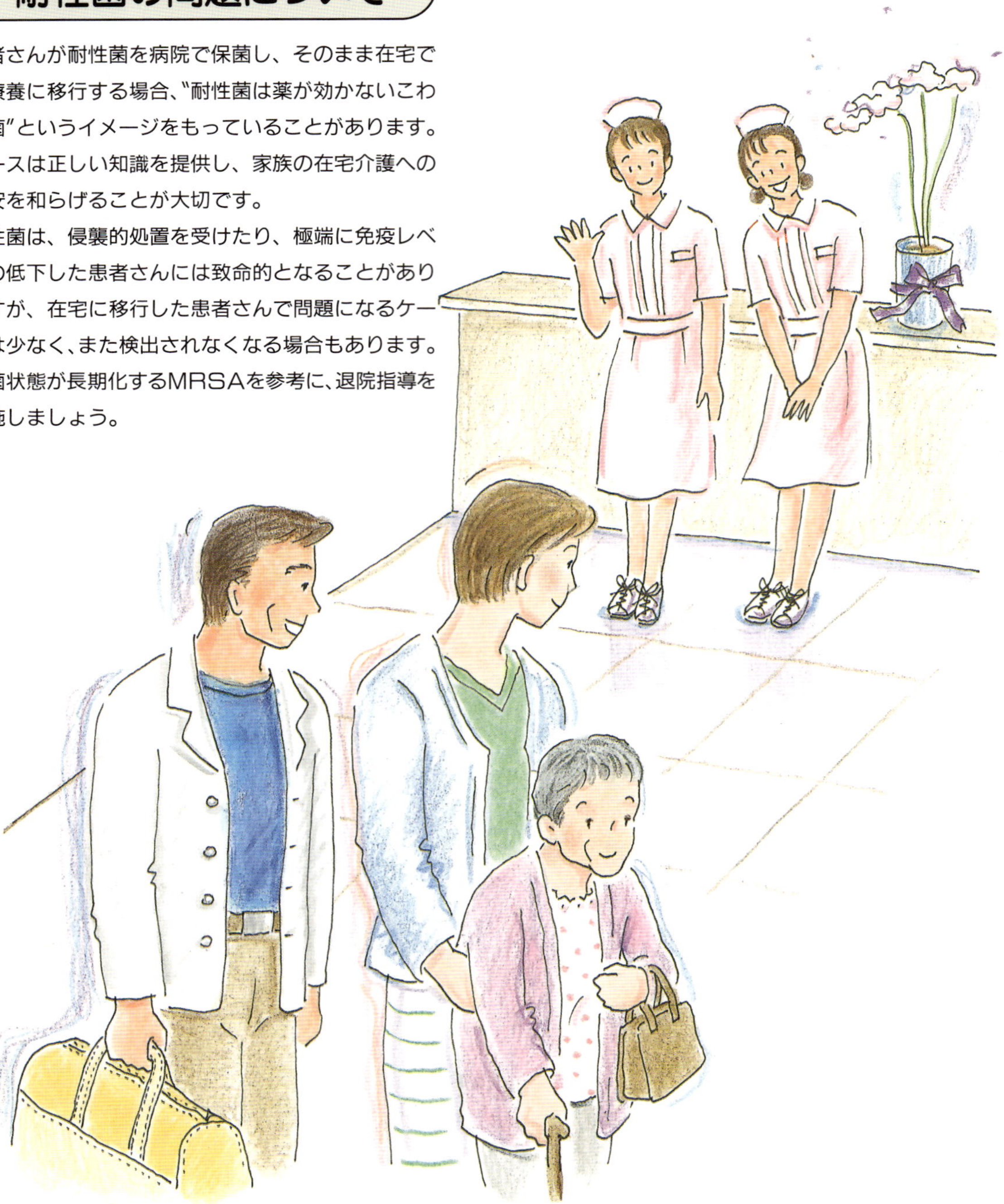

MRSA保菌者の退院指導

●医師・ナースから、退院後の生活について十分な説明を行います。不安材料を並べるのではなく、具体的な対処法を話し、安心感を持っていただくことがポイント。問題や疑問にすぐに対応できる相談窓口も作っておきます。

●在宅のMRSA保菌患者さんを、特に隔離する必要はありません。身の周りの使用物品や日常生活を区別する必要もありません。

●MRSAは乾燥に強いため、環境や寝具の清潔に配慮します。

●MRSAについては、たとえば、次のように説明します。

「MRSAというのは、薬に抵抗力を持った黄色ブドウ球菌のことです。普通、健康な人がこの菌に感染しても問題ありません。お年寄りや抵抗力の弱い人、乳児では肺炎や腸炎などの症状を起こす場合があります」

●MRSAが、患者さんの体のどこから出ているかを確認します。咽頭・鼻腔・痰であれば口腔ケアが、創や褥瘡であればその部位を清潔に保つことが、尿・便であれば陰部の清潔ケアが重要になります。

●栄養状態や全身状態を維持し、抵抗力を減弱させないようにすることも大切です。

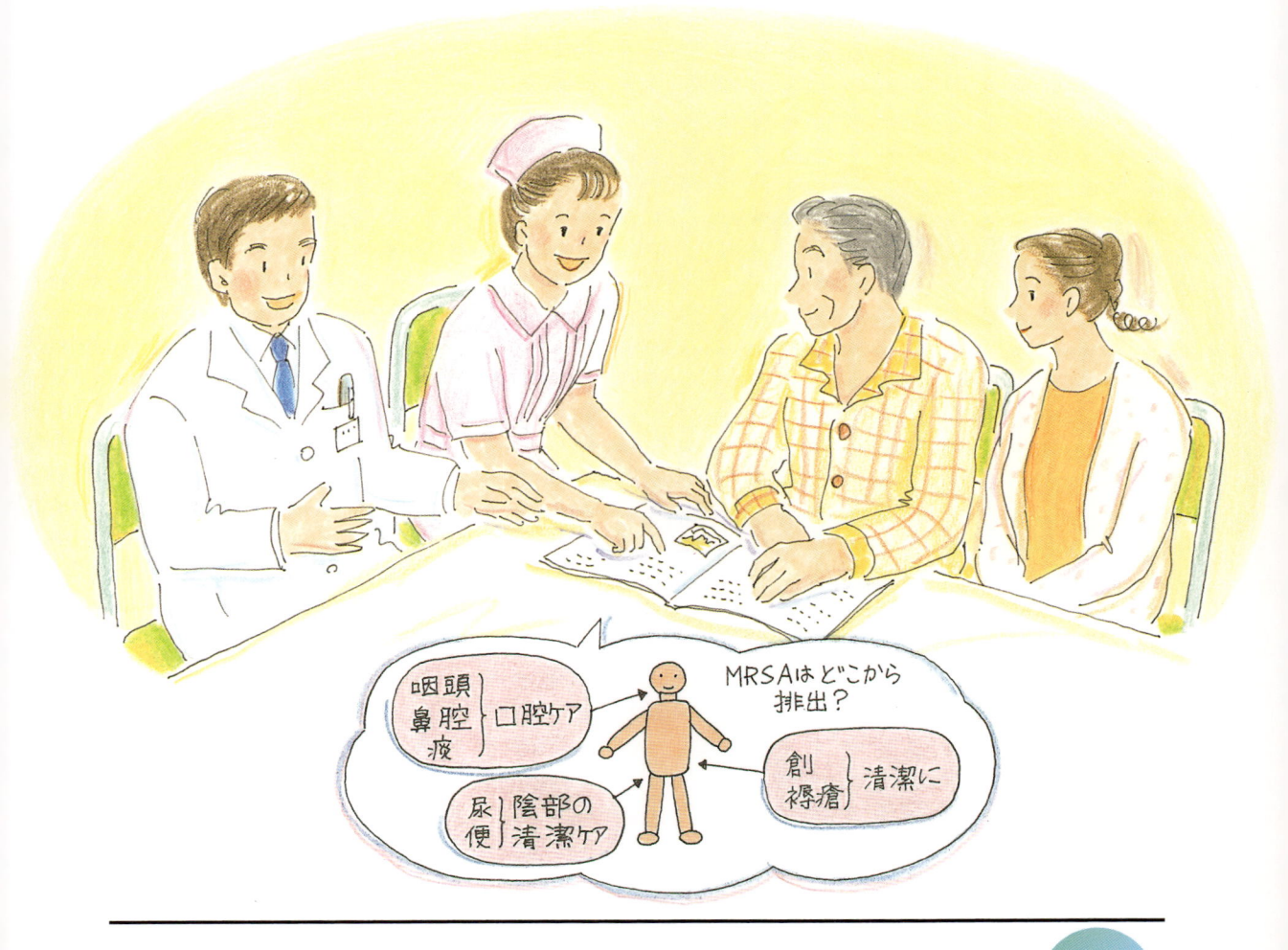

引用参考文献

1) Grimes MJ : Infection control management form checklist & guidelines. Aspen Publishers, Maryland : 8-10, 1996.

2) The world health report 1996. WHO, Geneve, 1996.

3) Emori TG, Gaynes RP : An overview of nosocomial infections, including the role of the microbiology laboratory. Clinical Microbiology Reviews 6 (4) : 430, 1993.

4) 向野賢治訳, 小林寬伊監訳 : 病院における隔離予防策のための CDC 最新ガイドライン. INFECTION CONTROL 別冊, 1996.

5) 林滋子 : 院内感染予防に対する考え方の変容. 臨床看護 21 (2) : 184, 1995.

6) The Royal Marsden Hospital manual of clinical nursing procedures, 3rd ed. Blackwell Scientific Publications, Oxford : 14-15, 1994.

7) Ayliffe GAJ, et al : Decontamination of the environment, equipment and the skin, Control of hospital infection, 3rd ed. Chapman & Hall Medical, London : 78-92, 1992.

8) 神谷晃, 尾家重治 : 消毒剤の選び方と使用上の留意点. 薬業時報社 : 2-14, 1992.

9) 本田隆治, 小林寬伊 : 熱湯消毒. 感染制御学, へるす出版 : 157-163, 1996.

10) Collins B : The hospital environment : How clean should a hospital be? J Hosp Infect 2 : 85-91, 1981.

11) 広瀬千也子 : リネンの温水消毒. INFECTION CONTROL 6 : 50-53, 1997.

12) 細渕和成 : 感染性廃棄物の取り扱い. INFECTION CONTROL 4 (3) : 42-46, 1995.

13) 厚生省国立病院課・国立療養所課 : 院内感染対策の手引き—MRSA に注目して—. 南江堂, 1992.

14) 慶應義塾大学病院看護部 : 気管内吸引カテーテル選択基準及び管理マニュアル. 1996.

15) 千代孝夫ほか : 図説・集中治療における感染症の知識. Emergency Nursing : 104-111, 1994.

16) 慶應義塾大学病院看護部 : 中心静脈カテーテル挿入患者の管理マニュアル. 1997.

17) 明石恵子, 野口孝 : 手術創の感染予防. 臨床看護 21 : 225-229, 1995.

18) 門田俊夫ほか : 剃毛, 創傷の処置. 外科 49 : 11, 1987.

19) 院内感染対策研究会編 : 泌尿器系における院内感染対策. 院内感染対策マニュアル, 南江堂 : 100-106, 1992.

20) 田中勝 : スタンダード感染性廃棄物処理ハンドブック. 日本医療企画, 2000.

21) 満田年宏 : ナースのための院内感染対策 CDC ガイドラインを中心に考える基礎と実践. 照林社, 2003.

22) 小林寬伊 : 最新病院感染対策 Q&A エビデンスに基づく効果的対策. 照林社, 2004.

23) 厚生統計協会 : 国民衛生の動向. 2004.

24) ICD 制度協議会監, ICD テキスト編集委員会編 : ICD テキスト—プラクティカルな病院感染制御. メディカ出版, 2004.

25) 矢野邦夫 : 院内感染対策ガイド 米国疾病管理予防センター (CDC) による科学的対策 第2版. 日本医学館, 2004.

26) 大久保憲訳, 小林寬伊監訳 : MRSA と VRE の院内伝播防止のための SHEA ガイドライン. メディカ出版, 2004.

27) 月刊ナーシング 22 (12) : 169-199, 2002.

28) 高野八百子, 坂本史衣編 : 患者さんとあなたを守るための院内感染対策 Q&A. ナーシングケア Q&A 1 (5) : 2005.

29) 矢野邦夫訳 : 医療ケア関連肺炎防止のための CDC ガイドライン. メディカ出版, 2004.

30) 香月多枝子 : 見なおそう! 術前・術中・術後ケア 周手術期看護の新しいスタンダード, SSI を減少させるための新たな術後創管理を施行して. 月刊ナーシング 23 (8) : 56-61, 2003.

31) 有馬陽一ほか : エビデンスで納得! Q & A でチェック! 消化器外科の術後創傷ケア, 消化器外科ナーシング 9 (5) : 474-530, 2004.

32) 渋谷泰寛ほか : 在宅感染を知る、診る、予防する. 感染と抗菌薬 4 (2) : 119-170, 2001.

33) 賀来満夫, 大久保憲 : 実践MRSA対策. メディカ出版, 2002.

〈監修〉
広瀬千也子／高野八百子／中村美知子／三浦　規

〈初版 執筆〉
高野八百子／近藤咲子／菊地敦子
竹村佐知子／奥村智恵子／福井純子
丸山恵美／久保田弥生／小花咲子
林明美／佐藤信子／小泉佳世
永峯久子／田子玲奈

〈2版 執筆〉
阿部祐子／泉　貴子／滝田祐子／角田有美

〈編集〉
小沢ひとみ

〈イラスト〉
大中美智子／汐崎亮子

〈デザイン〉
荻野　寛

ケアのこころ シリーズ⑨
感染とケア

1998年4月10日　初版第1刷発行
2005年10月1日　2版第1刷発行

［発行人］　赤土正幸
［発　行］　株式会社インターメディカ
〒102-0072
東京都千代田区飯田橋2-14-2
電話03(3234)9559
［印　刷］　凸版印刷株式会社

定価：本体1,500円(税別)
ISBN4-89996-122-7